서문문고
167

東醫壽世保元

이제마 지음
이가원 옮김

해 제

李家源

 이 ≪東醫壽世保元≫은 東武 李濟馬(1838~1900년)의 四象醫書의 명저 몇 종 가운데 대표작의 하나이다.

 東醫는 중국의 醫家와 구별하기 위함이요, 壽世는 온 세간 인류의 수명을 연장시킴을 이름이요, 保元은 萬殊一元의 道를 보전함을 이른 것이다.

 그는 다만 일종의 세속적인 眩學의 술법으로 행세하는 醫員과는 달리 하나의 과학적인 창조를 시도하여 성공한 명가이다.

 그는 애당초 儒家의 理氣學을 기초로 하여 나아가 겨우 열 살에 經史를 이미 통독하였고 특히 ≪易經≫에 밝았다.

 이는 이 책의 첫머리에 높이 올려 놓은 〈性命論〉을 읽어서 짐작할 수 있을 것이다.

 그는 또 일찍부터 병법을 좋아하였으므로 東武라는 자호도 가졌었거니와, 의사가 약을 써서 병을 고치는 것은 실로 軍師가 병기로써 적군을 무찌르는 것과 그 이치는 다름이 없는 것이기도 하다.

 그러므로 그가 병법을 좋아하는 것은 병법이 곧 醫方이기 때문이리라 생각된다.

그는 일찍이 경제적으로 풍부하여 書庫의 장서도 많았거니와, 義州의 부호 홍씨의 집 萬卷書를 열람한 일도 있었다.

이제 이 책의 내용을 살펴보면 儒家의 十三經은 물론이요, 중국역대 의가의 제서를 이끌어서 그 이병과 득실의 소이연을 밝히고는, 또 우리 나라 醫家에게 聞見을 통하여 얻는 바와, 자기 자신의 經驗方을 갖추어 서술하여 韓과 中의 術과 說을 대비하여 스스로 결론을 내렸다.

이에는 물론 韓·中의 인품과 약성의 같지 않음에서 빚어진 것도 없음은 아니로되, 가다가 독창적인 경지를 개척하였음을 보아서 그는 비단 醫壇의 맹장에 그칠 뿐이 아니라, 그는 실로 이 仁術을 옮겨서 자기의 私財를 털어 사경을 헤매는 빈민을 살렸던 일도 있었다. 活病은 오히려 小醫의 일이겠지만 活貧이란 엄연히 大醫의 행위임을 새삼 밝히지 않을 수 없었다.

이 책의 저작 연대는 그의 권미에 스스로 밝혀 기록하였다. 朝鮮 高宗 계사년(1893) 7월 13일로부터 시작하여 그 다음해 갑오년(1894) 4월 13일에 畢書하였다 한다.

그가 畢書한 곳은 漢南山中이었고, 그 다음해 을미년에 下鄕하였으며, 그 5년 뒤인 경자년(1900)에 개정한 바 있었다.

간행한 곳과 연대는 그의 서거 1년 뒤인 신축(1901) 6월에 門人 金永寬 등에 의하여 咸興 栗洞에서 간행되었고, 金容俊의 博文書館本의 초판은 1913년 7월 15일에 나왔으며, 다음해 1914년 1월에 쓴 東武의 門人 誠堂 韓敎淵의 序가 실려 있었다.

나는 애당초부터 斯學에 대하여서는 문외한이다. 이런 명저의 역자가 되기에는 실로 외람한 일이 아닐 수 없다. 하물며 본서의 문체가 여느 문장에 비하여 誤處와 生語가 많은만큼 어찌 함부로 손을 댈 수 있을까보냐.

그러나 이는 실로 四象을 주로 한 妙諦를 지닌 儒醫書이고, 또 일찍이 가정에서 오랫동안 湯爐를 모신 경험을 통하여, 약간의 약의 材와 劑의 이름에 대한 얕은 지식을 토대로 하여 이 역서를 내기로 한다.

옮긴이

博文書館本 序

誠 堂 韓 敎 淵

보건대 하늘과 땅과 사람은 오직 하나의 生氣의 化機이다.

그 民生을 길러 변화하는 근원을 元이라 하고, 그 德을 세워서 元을 보유하는 것을 道라 이르는 것이다.

이것들을 합하여 이름하면 太極이요 나누어서 이름하면 三極이다. 太極은 兩儀를 낳고 兩儀는 四象을 낳은 것인만큼 三極은 대동한 理氣이다.

그러므로 하늘은 四時를 行하고 땅은 四方을 定하며 사람은 四象이 달라 제각기 消長·盈虛의 진리가 있어서 應變·萬殊의 氣運을 이룬다.

이제 그 保養·生成의 도리를 궁구하면 오직 하나의 元이 있을 뿐이므로 萬殊一理라고 한다.

그러므로 兩儀·三極·四象·五行 등의 성격은 비록 다르나, 그 養生一元의 진리에 있어서는 한가지다.

그 用에 있어서의 나눈 性理로서 말한다면, 四象의 人心이 희·노·애·락의 四偏의 다른 감정을 좇아, 마침내는 五行의 賊이 되는 것이므로 臟腑의 病根이 서로 다르다.

또 그 體에 있어서의 合한 生元으로서 말한다면, 一理의 太極이 오로지 保·養·優·劣의 二道修功에 매여서, 마침내는 三極의 階段을 이루었으므로 氣形의 다스리는 방법은 대체로 같다.

사람이 능히 뜻을 성실케 하고 마음을 바로잡고 中和를 보전한다면, 四象에 어떤 사람을 논할 것도 없이 병이 없을 뿐만이 아니라, 곧 수복과 부귀를 누리어 그 이름이 하늘과 같이 높으므로, 그 마음을 心天이라 하고 心神을 天君이라 한다.

이는 聖人이 極을 세운 도덕이 곧 마음을 다스리는 良醫였다.

뜻을 성실케 못하고 마음을 바로잡지 못하며 그 中和를 보유하지 못한다면, 四偏에서 느끼는 百病이 四象에 근원하지 않음이 없어서 마침내는 六極의 災禍를 만든다.

그러나 병자는 이미 병을 다스리는 大要가 곧 마음을 다스리는 방법인 줄을 모르고, 병을 다스리는 의원은 또 모든 병이 四象에 근본이 되는 것을 알지 못하므로, 고금 천하의 참혹한 재화를 빚어 일으키면서도 속수무책으로 운명에만 돌리지 않는 자가 없었다.

이것이 곧 東武 李濟馬 公이 깊이 근심하고 두려워하여 이 책을 지은 大旨였다.

아아, 슬프다. 十三經傳에 실린 성현의 도덕이 巍巍히 높지 않음은 아니지만, 마침내는 마음을 다스리지 못하는 자의 병을 구출하지 못한 것이었다.

위로 炎帝·軒轅으로부터 아래로 三世를 壽하는 醫藥의 道術이 높고 밝지 않음은 아니지만, 四象人의 병에 이르러서는 가히 일방적인 견해로써 通治하기에는 어려울 것은 명백한 것이다. 이것이 어찌 古今聖賢의 유감된 일이 아니겠는가.

대개 이 ≪東醫壽世保元≫의 그 立言은 비록 간명하나 마음과 병을 다스리는 그 大要는 아울러 알기 쉽게 되었는 바, 그가 이 세상에 끼친 공적과 혜택을 考究하면 어찌 저 十三經과 炎帝·軒轅 三世의 글에 비할 뿐이겠는가.

선생은 일찍이 聖智의 자질로써 東國의 말기에 태어나서 늘그막까지 불우하여 능히 성인의 大道를 행하지 못하였으므로, 그의 세상에 끼친 공덕은 비록 이 책에 그쳤을 뿐이었으나, 만일 이 천하의 사람마다 한결같이 이 교훈을 따른다면, 또한 가히 인격을 억만년의 장래에까지 세워서 길이 그지없는 대강복을 누릴 것이다.

또 이 글을 읽는 자는 다만 이것이 東醫의 術書라 하고 선생을 하나의 병을 다스리는 東醫라 그릇 알지 말고, 이 글 가운데에서 大康의 길을 탐구한다면, 가히 하늘 나라가 저 어느 다른 곳에 있지 않음을 깨달을 것이다.

선생은 구한국 광무 4년 경자에 세상을 떠나고, 그 다음해에 문인 제씨가 선생이 세상에 끼친 밝은 덕을 밝히고자 하여 비로소 이 책을 간행하였고, 그 사이 다시금 출판을 거듭하여 정독하려는 이들이 더욱 많았다. 이 책이 장차 온 세계에 보급될 것은 비록 슬기로운 이가 아니라도 예측할 수 있을 것이다.

서울 소안동 普及書館 주인 金容俊씨는, 이 책이 많이 간행되지 못하여 애초부터 노파심으로 선생의 공덕이 세상에 널리 미치지 못함을 깊이 개탄하였다.

이제 그 경비가 다대함을 헤아리지 않고 이미 간행에 붙인 뒤에, 내가 일찍이 선생의 문하에서 훈도의 은택을 받은 일이 있다고 하여, 나에게 교정을 보게 하고 또 그 일을 적으라 한다.

내 이제 하찮은 사람으로서 한갓 蔑學이라 해서 감히 사양을 하겠는가. 이 글이 僭妄됨을 모름은 아니나 다만 선생의 끼친 뜻을 서술할 따름이다.

오직 여러 君子들의 깊은 용서가 있기 바란다.

甲寅 上元月에

동의수세보원

차 례

해제 *3*
   傳文書館本 序 *6*

제 1 권 *13*
  Ⅰ. 性命論 *15*
  Ⅱ. 四端論 *26*
  Ⅲ. 擴充論 *37*
  Ⅳ. 臟腑論 *47*

제 2 권 *55*
  Ⅰ. 醫源論 *57*
  Ⅱ. 少陰人腎受熱表熱病論 *65*
  Ⅲ. 少陰人胃受寒裏寒病論 *88*
  Ⅳ. 泛論 *114*
  Ⅴ. 張仲景傷寒論中少陰人病經驗設方藥二十三方 *126*
  Ⅵ. 宋元明三代醫家著述中少陰人病經驗行用要藥十三方巴豆藥
     六方 *130*
  Ⅶ. 新定少陰人病應用要藥二十四方 *139*

제 3 권 *149*

Ⅰ. 少陽人脾受寒表寒病論 *151*
Ⅱ. 少陽人胃受熱裏熱病論 *176*
Ⅲ. 泛 論 *188*
Ⅳ. 張仲景傷寒論中少陽人病經驗設方藥十方 *197*
Ⅴ. 元明二代醫家著述中少陽人病經驗行用要藥九方 *199*
Ⅵ. 新定少陽人應用要藥十七方 *206*

제 4 권 *213*

Ⅰ. 太陰人胃脘受寒表寒病論 *215*
Ⅱ. 太陰人肝受熱裏熱病論 *226*
Ⅲ. 張仲景傷寒論中太陰人病經驗設方藥四方 *241*
Ⅳ. 唐宋明三代醫家著述中太陰人病經驗行用要藥九方 *242*
Ⅴ. 新定太陰人病應用要藥二十四方 *247*
Ⅵ. 太陽人外感腰脊病論 *253*
Ⅶ. 太陽人內觸小腸病論 *255*
Ⅷ. 本草所載太陽人病經驗要藥單方十種及李挺龔信經驗要藥單方二種 *263*
Ⅸ. 新定太陽人病應用設方藥二方 *266*
Ⅹ. 廣 濟 說 *268*
Ⅺ. 四象人辨證論 *279*

제 1 권

Ⅰ 性命論

1

천기(天機)에 네 가지가 있다. 첫째는 지방(地方)이요, 둘째는 인륜(人倫)이요, 셋째는 세회(世會:30년이 1世, 12世가 1運, 30運이 1會가 된다)요, 넷째는 천시(天時)이다.

2

인사(人事)에도 네 가지가 있다.
첫째는 거처(居處)요, 둘째는 당여(黨與)요, 셋째는 교우(交遇)이며, 넷째는 사무(事務)이다.

3

귀로는 천시의 소리를 듣고, 눈으로는 세회의 변천을 보고, 코로는 인륜의 냄새를 맡고, 입으로는 지방의 먹을 것을 맛본다.

4

천시는 극도로 평탄하고, 세회는 극도로 팽대하고, 인륜은 극도로 넓고, 지방은 극도로 요원하다.

5

허파로 사무(事務)를 통하고, 지라로 교우(交遇)를

조화하고, 간으로 당여(黨與)를 세우고, 콩팥으로 거처를 정한다.

6

사무는 능히 닦아야 할 것이요, 교우는 능히 이룩하여야 할 것이요, 당여는 능히 정리되어야 할 것이요, 거처는 능히 다스려야 할 것이다.

7

턱 밑에서는 책략이 있어야 하고, 가슴속에는 경론(經論)이 진작되어야 하고, 배꼽에는 행검(行檢)이 있어야 하고, 배에는 도량(度量)이 있어야 한다.

8

책략에는 교만하여서는 아니 되고, 경론에는 자랑이 있어서는 아니 되고, 행검에는 꾸밈이 있어서는 아니 되고, 도량에는 과장이 있어서는 아니 된다.

9

두뇌에는 식견이 있고, 어깨에는 위의(威儀)가 있고, 허리에는 재간이 있고, 엉덩이에는 방략(方略)이 있다.

10

식견은 반드시 빼앗겨서는 안 되고, 위의는 반드시 사치가 없어야 하고, 재간은 반드시 게으름이 없어야 하고, 방략은 반드시 훔쳐가지 못하게 하여야 한다.

11

 귀와 눈과 코와 입으로는 하늘을 관찰하고, 허파와 지라와 간과 콩팥으로는 사람의 자세를 세우고, 턱과 가슴과 배꼽과 배로는 슬기를 행하고, 두뇌와 어깨와 허리와 엉덩이로는 모든 일을 행한다.

12

 천시는 대동(大同)한 것이었으나 사무는 각기 다르고, 세회는 대동한 것이었으나 교우는 각기 다르고, 인륜은 대동한 것이었으나 당여는 각기 다르고, 지방은 대동한 것이었으나 거처는 각기 다른 것이다.

13

 책략이란 널리 통하는 것임에 비하여 식견은 홀로 지닌 것이요, 경론이란 널리 통하는 것임에 비하여 위의는 홀로 지닌 것이었고, 행검이란 널리 통하는 것임에 비하여 재간은 홀로 지닌 것이었고, 도량이란 널리 통하는 것임에 비하여 방략은 홀로 지닌 것이다.

14

 대동이 하늘이라면 홀로 지닌 것은 사람이고, 널리 통할 수 있는 것이 천성이라면 홀로 행할 수 있는 것은 천명(天命)이다.

15

 귀는 아름다운 소리를 좋아하고, 눈은 어여쁜 빛깔을

사랑하고, 코는 향기로운 냄새를 좋아하고, 입은 기름진 맛을 달갑게 여긴다.

16

아름다운 소리는 귀에 잘 들어오고, 어여쁜 빛깔은 눈에 잘 보이고, 향기로운 냄새는 코에 잘 풍기고, 기름진 맛은 입에 잘 당기는 것이다.

17

허파는 나쁜 소리를 싫어하고, 지라는 나쁜 빛깔을 싫어하고, 간은 나쁜 냄새를 싫어하고, 콩팥은 나쁜 맛을 싫어한다.

18

나쁜 소리는 허파에 거슬리고, 나쁜 빛깔은 지라에 거슬리고, 나쁜 냄새는 간에 거슬리고, 나쁜 맛은 콩팥에 거슬린다.

19

턱 밑에는 교만한 마음이 숨어 있고, 가슴에는 자랑하는 마음이 숨어 있고, 배꼽에는 꾸미는 마음이 숨어 있고, 배에는 과장하는 마음이 숨어 있다.

20

교만한 마음은 뜻을 그르치고, 자랑하는 마음은 생각을 해치고, 꾸미는 마음은 조행(操行)을 허물어뜨리고, 과장하는 마음은 지기(志氣)를 헛되이 한다.

21

두뇌에는 제 멋대로 할 마음이 있고, 어깨에는 사치스러운 마음이 있고, 허리에는 게으른 마음이 있고, 엉덩이에는 욕심이 있다.

22

제 멋대로 하고자 하는 마음은 명리(名利)에 빼앗기고, 사치스러운 마음은 자존심만 남고, 게으른 마음은 열등감을 빚어 내고, 욕심은 물건을 훔치고야 만다.

23

사람의 귀와 눈과 코와 입은 아름다움을 매우 사랑하고, 허파와 지라와 간과 콩팥은 나쁜 것을 매우 싫어하고, 턱과 가슴과 배꼽과 배는 요사스러운 마음이 더할 수 없고, 두뇌와 어깨와 허리와 엉덩이는 게으른 마음이 그지없는 것이다.

24

요(堯)와 순(舜)이 인정(仁政)을 행한 것이 5천 년 전의 일이었지만, 오늘날에 이르기까지 온 인류가 모두 「요순!」하고, 그들을 칭송하여 마지않는 것을 보아서 사람이 어진 이를 좋아하기 그지없음을 알 것이요, 걸(桀)과 주(紂)가 폭정을 행한 지도 이미 4천 년 전의 일이었으나, 이제에 이르기까지 온 인류가 모두 「걸주!」하고 욕하는 것으로 보아 사람이 악한 자를 싫어하기 그지없음을 알 것이다. 또 공자와 같은 성인으로서 3천명의 제자를 가졌으나, 다만 안자(顔子) 한 사람이 3개월 동안 인(仁)에서 떠나지 않았을 뿐, 그 나머지는 대체로 어쩌다가 인에 이르렀으며, 그 스승에게 성심껏 기뻐하여 따른 사람은 겨우 72명뿐이었음을 보아서라도 사람의 요사스러운 마음이란 과연 그지없음을 짐작할 것이요, 또 문왕(文王)과 같은 이는 덕으로써 백세향수(百世享壽)하고 세상을 떠났으나, 천하대사에는 오히려 만족스러운 정리를 보지 못하였던 것을, 무왕(武王)과 주공(周公) 같은 이가 그 뒤를 이은 연후에 정교가 크게 행해졌음에도 불구하고, 오히려 관숙(管叔)·채숙(蔡叔)과 같은 자가 지친(至親)으로서 장난을 하였던만큼 사람이 행위에 게으른 것이란 더욱 그지없다고 생각된다.

25

귀와 눈과 코와 입은 누구든지 모두 다 요·순이 될 수 있겠고, 턱과 가슴과 배꼽과 배도 누구든지 모두 요·순이 될 수 있겠고, 허파와 지라와 간과 콩팥도 누구든지 모두 요·순이 될 수 있겠으나, 다만 두뇌와 어깨와 허리와 엉덩이는 사람마다 요·순이 될 수는 없다.

26

사람의 귀와 눈과 코와 입이 아름다운 것을 사랑하는 마음을 보통 사람의 귀와 눈과 코와 입에 비하여 요·순이 결코 한 걸음 더 나아간 것이 아니요, 허파와 지라와 간과 콩팥이 나쁜 것을 싫어하는 마음을 요·순의 허파와 지라와 간과 콩팥에 비하여 보통 사람이 결코 한 걸음 더 나아간 것은 아니며 이것이 곧 사람마다 요·순이 될 수 있는 증거이다. 사람의 턱과 가슴과 배꼽과 배 가운데에는 이 세상일을 그르칠 마음이 언제나 숨어 있는만큼, 올바른 마음을 잘 갖고 천성을 기른 연후에 사람마다 요·순의 슬기를 지닐 수 있을 것이요, 사람마다 두뇌와 어깨와 허리와 엉덩이 밑에 백성을 속일 마음이 더러 숨어 있는만큼, 몸을 잘 닦고 생명체를 굳게 세운 연후에 사람마다 요·순의 행위를 할 수 있을 것인바, 이것이 곧 사람마다 요·순이 될 수 있는 증거이다.

27

귀와 눈과 코와 입에서 나는 정(情)은 저 한길을 거니는 사람들도 의리에 협동할 수 있으므로 아름다운 것을 사랑하는만큼, 참으로 선을 좋아하면 지극히 공평하고, 지극히 공평하면 지극히 사사로움이 없다.

허파와 지라와 간과 콩팥에서 나는 정요(精要)는 한 집안 사람이 제각기 이익을 다투므로 악을 싫어하는만큼, 참으로 악을 싫어하면 이 역시 지극히 사사로움이 없는 동시에 지극히 공평할 것이다. 턱과 가슴과 배꼽과 배 가운데에 스스로 쉬지 않는 슬기가 있어서, 마치 옥(玉)을 쪼고 가는 듯하였음에도 불구하고 저 교만과 자랑과 꾸밈과 과장하는 사사로운 마음이 별안간 들어와 깨뜨린다면, 이는 스스로 슬기를 버려 널리 통하기 어렵고, 두뇌와 어깨와 허리와 엉덩이 밑에 스스로 끊임없는 실행이 있어 밝고 빛남에도 불구하고, 남의 것을 빼앗고 사치스럽고 게으르고 훔칠 욕심이 별안간 들어와 빠뜨린다면, 이는 스스로 그 행검(行檢)을 버린 채 올바르게 행하지 못하는 것이다.

28

귀와 눈과 코와 입은 사람마다 모두 슬기롭고, 턱과 가슴과 배꼽과 배는 사람마다 모두 어리석고, 허파와 지라와 간과 콩팥은 사람마다 모두 어질고, 두뇌와 어깨와 허리와 엉덩이는 사람마다 모두 불초(不肖)한 것이다.

29

남들의 귀와 눈과 코 및 입은 하늘인만큼 하늘은 슬기롭고, 남들의 허파와 지라와 간과 콩팥은 사람인만큼 사람은 어진 것이었으나, 나의 턱과 가슴과 배꼽과 배는 내 스스로가 마음대로 하는만큼 어리석음을 면치 못하는 한편, 나의 어리석음을 면하는 것은 내 자신에 있고, 나의 두뇌와 어깨와 허리와 엉덩이는 내 스스로의 몸인만큼, 불초함을 면치 못하는 한편 내 불초함을 면하는 것은 내 자신에 있다.

30

하늘이 만민(萬民)을 낳을 때에 반드시 혜각(慧覺)을

부여한다. 만민이 태어날 때에 혜각이 있으면 살고 없으면 죽는 것인바 이 혜각에서 덕이 생긴다.

31

하늘이 만민을 낳을 때에는 반드시 생업(生業)을 부여한다. 만민이 태어날 때에 생업을 얻으면 살고, 생업을 잃으면 죽는바 이 생업에서 도(道)가 생긴다.

32

인(仁)과 의(義)와 예(禮)와 지(智), 충(忠)과 효(孝)와 우(友)와 제(悌) 등 여러 가지의 아름다운 일은 모두 혜각에서 나오는 것이요, 사(士)와 농(農)과 공(工)과 상(商), 전(田)과 택(宅)과 방(邦)과 국(國) 등 여러 가지의 용도는 모두 생업에서 나온다.

33

혜각이란 남들과 함께 교훈을 삼고자 함이요, 생업이란 내 자신이 근검하여서 공을 이룸이다. 만일에 이 혜각을 사사롭게 또는 좁게 갖는다면, 비록 헌걸하고 교묘하기를 조조와 같이 생겼다 하더라도 가르칠 수는 없을 것이요, 이 생업을 횡포하고 남용한다면 비록 웅맹하기가 진시황과 같은 자라도 공을 이루기는 어려울 것이다.

34

남의 선을 좋아하는 동시에 나 역시 선을 아는 것은

지성(至性)의 덕이요, 남의 악을 미워하는 동시에 내 자신이 반드시 악을 행하지 않는 것은 정명(正命)의 도이다. 이 지(知)와 행(行)이 쌓이면 도덕이 되고, 도덕이 이룩되면 인성(仁聖)이 된다. 도와 덕이 별것이 아니라 곧 지행(知行)이요, 성(性)과 명(命)이 별것이 아니라 곧 지행이다.

35

어떤 사람이,『지를 들어서 성을 논하는 것은 옳겠지만, 이제 행을 들어서 명을 논하는 것은 무슨 의의를 지닌 것인가?』하고 물었을 때 나는 다음과 같이 답하였다.

『명이란 명수(命數)를 이름이다. 선으로 행하면 명수가 저절로 아름다울 것이요, 악으로 행하면 명수는 저절로 나쁠 것은 때를 기다리지 않아도 알 수 있을 것이다. 그러므로 《詩經》에 이르기를, 「길이 천명(天命)을 어기지 않는다면 스스로 많은 복이 이루어지리라」 하였으니, 곧 이를 두고 이름이었다.』

36

그는 또 묻기를,

『그대의 말에「귀로는 천시(天時)의 소리를 듣고, 눈으로는 세회(世會)의 변천을 보고, 코로는 인류의 냄새를 맡고, 입으로는 지방(地方)의 먹을 것을 맛보는 것」이라 하였는데, 귀로 천시의 소리를 듣고, 눈으로 세회의 변천을 보는 것은 있을 수 있겠지만, 코로 어떻게 인류의 냄새를 맡으며, 입으로 어떻게 지방을 맛볼 수 있겠는가.』

하였을 때, 나는 다음과 같이 답변하였다.

『인류에 의하여 사람들의 외모를 살피며, 또 묵묵히 사람마다 제각기 지닌 재능과 행검의 현명하고 불초함을 탐지할 수 있는만큼 이것이 어찌 인류의 냄새를 맡는 것이 아니겠는가. 또 지방에 의하여 골고루 곳곳에 있는 인민이 생활하고 있는 지리(地利)를 맛볼 수 있는만큼 이것이 어찌 지방의 맛을 보는 것이 아니겠는가.』

37

자기의 마음을 지니는 이는 늘 마음을 책하는 것이다. 마음의 본체가 맑고 어두움은 비록 자연인 듯하나, 역시 마음을 책한 자는 맑고 책하지 못한 자는 흐리게 되는 것이다. 말〔馬〕의 각성이 소보다 재빠른 것은 말이 제 마음을 책함이 소보다 재빠르기 때문이요, 새매의 기세가 솔개보다 사나운 것은 새매가 제 기운을 책함이 솔개보다 사납기 때문이다. 마음의 본체가 맑고 흐린 것과 기운의 발동이 거세고 미약한 것이 소와 말, 솔개와 새매 따위에서 그 이치를 미루어 보아 그러함을 면치 못하거늘 하물며 사람일까보냐. 혹은 배(倍)와 10배, 또는 천만 배의 각성과 기세를 지닌 인류로서, 어찌 이 세상에 태어나자 문득 망연히 아무런 생각 없이 갑자기 저절로 성취되기를 기대할 수 있겠는가.

Ⅱ 四端論

1

 사람이 타고난 장리(臟理)에는 네 가지의 같지 않는 것이 있다. 허파는 크나 간이 작은 자를 일러 태양인(太陽人)이라 하고, 간은 크나 허파가 작은 자를 일러 태음인(太陰人)이라 하고, 지라는 크나 콩팥이 작은 자를 일러 소양인(少陽人)이라 하고, 콩팥은 크나 지라가 작은 자를 일러 소음인(少陰人)이라 한다.

2

 사람의 욕심은 네 가지의 같지 않는 갈래로 지향한다. 예법을 버리고 방종하는 자를 야비한 사람이라 하고, 정의를 버리고 안일을 일삼는 자를 게으른 사람이라 하고, 슬기를 버리고 사사로운 일을 꾸미는 자를 경박한 사람이라 하고, 어짊을 버리고 제 욕심만을 부리는 자를 탐욕한 사람이라 이른다.

3

 오장(五臟) 중에서 염통은 중앙의 태극(太極)이요, 허파와 지라와 간과 콩팥은 사유(四維)의 사상(四象)이다. 중앙의 태극은 성인(聖人)의 태극인만큼 뭇사람의 태극에 비하여 뛰어난 것이요, 사유의 사상은 성인의 사상이었으나 뭇사람의 사상과 상통하는 것이다.

4

태음·태양과 소음·소양의 장국(臟局)이 짧고 긴 것이 다 다른 중에서 모두 같은 것은, 천리의 변화인만큼 성인이나 뭇 사람이 다름없는 것이요, 야비하고 경박하고 탐욕스럽고 게으른 마음의 맑고 흐린 것이 다 같지 않은 중에서 제각기 다른 것은, 인욕(人欲)의 넓고 좁음에 있는만큼 성인과 뭇사람이 다 다른 것이다.

5

태음·태양과 소음·소양의 길고 짧은 변화가 한결같이 같은 중에 네 갈래의 기운 곳이 있으므로 성인은 하늘을 바라보고, 야비하고 경박하고 탐욕스럽고 게으른 마음의 맑고 흐리고 넓고 좁은 것이, 다 같지 않은 중에서도 한 가지 다르지 않은 것이 있으므로 뭇사람은 성인을 바라보는 것이다.

6

성인의 장(臟)이 사단(四端)인 동시에 뭇사람의 장도 역시 사단이다. 이는 곧 성인의 단 한 개의 사단의 장으로서 뭇사람의 만 개나 되는 사단의 장 가운데에 처하는 것이니만큼, 성인이란 뭇사람의 기뻐하는 바요, 성인의 마음은 사욕이 없는 한편 뭇사람의 마음은 사욕이 있다. 오직 성인만이 사욕이 없는 마음으로 온갖 사욕을 지닌 뭇사람 가운데에 처하는 것인만큼 뭇사람이란 성인의 근심하는 바이다.

7

그러므로 온 누리 뭇사람의 장리는 모두 성인의 장리와 다름이 없는 동시에 그 재능도 성인의 재능과 같을 것이다. 이제 허파와 지라와 간과 콩팥과 그 재능이 모두 성인과 다름이 없음에도 불구하고 스스로 이르기를, 「나는 아무런 재능이 없다」고 말하는 자는 어찌 재능의 죄과이겠는가. 이는 곧 마음의 죄과이다.

8

호연지기(浩然之氣)는 허파와 지라와 간과 콩팥에서 나오는 것이요, 호연의 원리는 마음에서 나오는 것이다. 인・의・예・지, 사장(四臟)의 기운을 확충하면 호연지기는 이에서 나올 것이요, 야비하고 경박하고 탐욕스럽고 게으른 일심의 욕심을 분간한다면 호연의 이치 역시 이에서 나올 것이다.

9

성인의 마음에 사욕이 없다고 이르는 것은 청청・적멸이 노씨(老氏)와 불씨(佛氏)의 이른바 무욕(無慾)과는 다른 것이다. 성인의 마음은 천하가 다스려지지 않음을 깊이 걱정하였던만큼, 다만 사욕이 없었을 뿐 아니라 자기 한 사람의 사욕에 미칠 겨를이 없었다. 대개 천하가 다스려지지 않음을 깊이 걱정하여 자기 한 사람의 사욕에 미칠 겨를이 없는 자는, 반드시 자기의 배움을 싫어하지 않고 남에게 가르치기를 게을리 하지 않는 자인만큼, 이는 곧 성인의 사욕이 없음과 같다. 그러나 조금이라도 자기 개인의 사욕을 지닌 자라면 이는 요와 순의 마음이었고, 잠시라도 천하의 걱정을 잊었다면 이는 곧 공자와 맹자의 마음이 아닐 것이다.

10

태양인(太陽人)은 슬퍼하는 성격이 멀리 흩어지고, 노여워하는 정이 촉급하게 되었다. 슬퍼하는 성격이 멀리 흩어지면 기운이 허파로 모여들어서 허파가 더욱 싱싱하여지고, 노여워하는 정이 촉급하면 기운이 간에 충격하여 간이 더욱 깎이므로 태양인의 장국은 허파는 크고 간은 작게 된다. 소양인(少陽人)은 노여워하는 성격이 널리 퍼지고 슬퍼하는 정이 촉급하다. 노여워하는 성격이 널리 퍼지게 되면 기운이 지라에 모여 들어 지라가 더욱 싱싱하여지고, 슬퍼하는 정이 촉급하면 기운이 콩팥에 충격하여 콩팥이 더욱 깎이므로 소양의 장국은 지라는 크고 콩팥은 작게 된다. 태음인(太陰人)은 기뻐하는 성격이 널리 퍼지고 즐거워하는 정이 촉급하다. 기뻐하는 성격이 널리 퍼지면 기운이 간에 모여들어 간이 더욱 싱싱하여지고, 즐거워하는 정이 촉급하면 기운이 허파에 충격되어 허파가 더욱 깎이므로, 태음인의 장국은 간은 크고 허파는 작게 된다. 소음인(少陰人)은 즐거워하는 성격이 깊고 정확하고 기뻐하는 정이 촉급하다. 즐거워하는 성격이 깊고 정확하면 기운이 콩팥에 모여들어 콩팥이 더욱 싱싱하여지고, 기뻐하는 정이 촉급하면 기운이 지라를 충격하여 지라가 더욱 깎여지므로, 소음인의 장국은 콩팥은 크고 지라는 작게 된다.

11

허파 기운은 곧으면서 퍼지고, 지라 기운은 급하면서 에워싸여지고, 간 기운은 넓으면서도 느리고, 콩팥 기운은 다사로우면서도 저축된다.

12

허파로는 날숨을 쉬고 간으로는 들숨을 쉬는 것을 보아, 간과 허파는 기운과 액체를 호흡하는 문호이고, 지라로는 들이키고 콩팥으로는 내는 것을 보아, 콩팥과 지라는 물이나 곡식을 출납하는 창고임을 알 수 있다.

13

슬픈 기운은 위로 줄곧 오르고, 노여운 기운은 가로 오르고, 기쁜 기운은 아래로 흩어져 내리고, 즐거운 기운은 푹 빠져 내린다.

14

슬프고 노여운 기운이 위로 오르는 한편 기쁘고 즐거운 기운은 아래로 내린다. 위로 오르는 기운이 지나치게 많으면 하초(下焦)가 상하고, 아래로 내리는 기운이 지나치게 많으면 상초(上焦)가 상한다.

15

 슬프고 노여운 기운이 순하게 움직이면 그 기운이 발월(發越)하여 위로 드날리고, 기쁘고 즐거운 기운이 순하게 움직이면 느리고 편안하여 아래로 떨어진다. 슬프고 노여운 기운은 양인만큼 순하게 움직이면 순조롭게 위로 오르고, 기쁘고 즐거운 기운은 음인만큼 순하게 움직이면 순조롭게 아래로 내린다.

16

 슬프고 노여운 기운이 거세게 움직이면 폭발하여 위에 합치고, 기쁘고 즐거운 기운이 거세게 움직이면 남발하여 아래에 합친다. 위로 오르는 기운이 거세게 움직여서 위에 합친다면 간과 콩팥이 상하고, 아래로 내려오는 기운이 거세게 움직여서 아래에 합친다면 허파와 지라가 상한다.

17

 노여움이 여러번 일어났다 억눌렀다 하면 허리와 늑골이 여러번 닿았다 떨어졌다 하는데, 이 허리와 늑골은 간이 주착(住著)하는 곳이니만큼, 허리와 늑골이 닿았다 떨어졌다 하는 것이 일정하지 않으면 그 간이 어찌 상하지 않겠는가.

 잠시 기뻤다가 곧 그친다면 가슴과 겨드랑이가 잠시 넓어졌다 좁아졌다 하는데, 이 가슴과 겨드랑이는 지라가 주착하는 곳인만큼 가슴과 겨드랑이가 넓어졌다 좁아졌다 함이 일정하지 않으면 지라가 어찌 상하지 않겠는가.

 슬픔이 별안간 일었다가 별안간 그치면 척추가 별안간 굽혔다 펴졌다 하게 되는데, 척추는 콩팥이 주착하는 곳인만큼 척추가 굽혔다 폈다 하는 것이 일정하지 않다면 콩팥이 어찌 상하지 않겠는가.

 여러 차례 즐거움을 얻었다 잃었다 하면 등뼈가 갑자기 솟구쳤다 눌렸다 하게 되는데, 등뼈는 허파가 주착하는 곳인만큼 등뼈가 솟구쳤다 눌렸다 하는 것이 일정하지 않으면 허파가 어찌 상하지 않겠는가.

18

 태양인은 사나운 노여움과 깊은 슬픔을 지닌 성격인만큼 경계하지 않을 수 없고, 소양인은 사나운 슬픔과 깊은 노여움을 지닌 성격인만큼 경계하지 않을 수 없다. 또, 태음인은 헛된 즐거움과 깊은 기쁨을 지닌 성격인만큼 경계하지 않을 수 없고, 소음인은 헛된 기쁨과 깊은 즐거움을 지닌 성격인만큼 경계하지 않을 수 없다.

19

 고요(皐陶)가 여쭙기를,

 『아름답소이다. 정치는 사람을 잘 알아보는 데 있으며, 백성을 편안하게 하는 데 있답니다.』하자, 우임금은 다음과 같이 대답하였다.

『아아, 슬프다. 이와 같은 일은 전날의 요임금도 어렵게 생각하셨던 바요. 사람을 잘 알아보면 이것이 곧 철(哲)이니 사람을 벼슬자리에 뽑아 쓸 수 있을 것이요, 백성을 편안하게 한다면 이것이 곧 혜(惠)이니 뭇 백성이 모두 그의 품에 들 것이 아니겠소. 이 철과 혜를 능히 행한다면 환두(驩兜)를 근심할 것이 없을 것이요, 유묘(有苗)들을 유배시킬 것도 없거니와, 교묘한 말씨와 아첨하는 얼굴빛을 짓는 소인의 도배를 두려워할 것이 무엇이 있겠소.』

20

이 우임금의 교훈을 세 차례나 음미한 나머지, 그를 공경하고 우러러보는 마음을 금치 못하여 나는 다음과 같은 말을 하였다.

『요임금의 희로애락이 각각 절차에 알맞은 것은 사람을 알아보기 어려운 까닭이요, 우임금의 희로애락이 각각 절차에 알맞은 것은 감히 사람을 알아보는 것을 가볍게 여기지 못하는 까닭이다. 뭇사람의 희로애락이 사납고 또는 허황하게 일어나는 것은, 모두가 몸가짐을 정성껏 못함과 남을 아는 것이 밝지 못한 것에서 기인된다. 사람을 잘 알아보는 것은 요임금도 탄식을 금치 못하였거늘 그 누가 가볍게 생각하겠는가. 그들은 더욱 자기 몸의 정성을 스스로 살펴서, 사람을 쓰고 버리는 일에 가벼이하지 않아야 한다.』

21

비록 선(善)을 사랑하는 마음을 지녔으나 지나치게 편급(偏急)하다면 선을 사랑함이 밝지 못하고, 비록 악을 싫어하는 마음을 지녔으나 지나치게 편급하다면 악을 싫어함이 고르지 못하다. 무릇 천하의 대사는 의당 좋은 사람과 함께 하여야 할 것인만큼, 기쁨과 즐거움은 반드시 괴롭고 천하의 대사는 좋지 못한 사람으로 더불어 할 수는 없으니만큼 슬픔과 노여움은 더욱 번거롭다.

22

슬픔과 노여움은 서로 기다려 이룩되고, 기쁨과 즐거움도 서로 기다려 힘입게 되는 것이다. 슬픈 성품이 극도에 이르면 노여움이 동하고, 노여운 성품이 극도에 이르면 슬픔이 동하고, 즐거운 성품이 극도에 이르면 기쁨이 동하고, 기쁜 성품이 극도에 이르면 즐거움이 동한다. 태양인은 슬픔이 극도에 이르러서 이를 이기지 못하면 분노가 밖으로 풍기고, 소양인은 노여움이 극도에 이르러서 걷잡지 못하면 비애가 마음을 움직이고, 소음인은 즐거움이 극도에 이르러서 이루지 못하면 기뻐 날뛰게 되고, 태음인은 기쁨이 극도에 이르러서 그를 억제하지 못하면 사치를 금치 못한다. 이렇게 되어서 마음이 동한 자는 마치 칼로 장부를 에는 듯이 한 차례를 크게 동하면 10년 동안을 회복하기 어렵다. 이는 곧 사생(死生)과 수요(壽夭)의 기관인만큼 몰라서는 안 된다.

23

태음·소음·태양·소양의 장국이 길고 짧은 것은 곧 음양의 변화이다. 천품이 이미 정해진 이는 실로 논할 것이 없거니와, 천품이 이미 정해진 뒤에도 길고 짧음이 있어서 그 천품을 다하지 못한 자는, 인사를 닦고 못 닦음에 따라서 운명이 기울어지는 것인만큼 심각하지 않을 수 없다.

24

태양인의 노여움은 한 사람의 노여움으로 천만 사람을 노엽게 하는 것인바, 그 노여움이 천만 사람을 움직일 방법이 없다면 반드시 저 천만 사람은 견디기 어렵다.

소음인의 기쁨은 한 사람의 기쁨으로 천만 사람을 기쁘게 하는바, 그 기쁨이 천만 사람을 움직일 방법이 없다면 반드시 저 천만 사람은 견디기 어렵다.

소양인의 슬픔은 한 사람의 슬픔으로 천만 사람을 슬프게 하는바, 그 슬픔이 천만 사람을 움직일 방법이 없다면 반드시 저 천만 사람은 견디기 어렵다.

태음인의 즐거움은 한 사람의 즐거움으로 천만 사람을 즐겁게 하는바, 그 즐거움이 천만 사람을 움직일 방법이 없다면 반드시 저 천만 사람은 견디기 어렵다.

25

 태양·소양인은 다만 슬픔과 노여움이 지나침을 늘 경계하여 억지로 기쁨과 즐거움을 짓지 못하는 것인 바, 만일 억지로 자꾸만 기쁨과 즐거움을 짓는다면 그 기쁨과 즐거움이 진정에서 나오지 않아서 슬픔과 노여움이 더욱 편벽된다.

 태음·소음인은 다만 기쁨과 즐거움이 지나침을 늘 경계하여 억지로 기쁨과 즐거움을 짓지 못하는 것인 바, 만일 억지로 자꾸만 슬픔과 노여움을 짓는다면 그 슬픔과 노여움이 진정에서 나오지 않아서 기쁨과 즐거움이 더욱 편벽된다.

26

 『희로애락이 발동하지 않은 것을 중(中)이라 하고, 발동하여 모두 제 절차에 알맞는 것을 화(和)라 하였다.』

 이 희로애락이 발동되기 전에 늘 경계를 한다면, 이것이 곧 점차로 중에 가까워지는 것이 아니겠는가. 희로애락이 이미 발동한 뒤에는 스스로 반성을 한다면, 이것이 곧 점차로 화에 가까워오는 것이 아니겠는가.

Ⅲ 擴 充 論

1

 태양인은 슬픈 성품이 멀리 흩어지고 노여운 성품이 촉급하게 된다. 슬픈 성품이 멀리 흩어진다는 것은 태양인의 귀는 천시(天時)를 살펴서 뭇사람들이 서로 속임을 슬퍼함인만큼, 그 슬픈 성품이란 별것이 아니라 듣는 것이요, 노여운 정이 촉급하다는 것은 태양인의 지라는 남과 교제하는 중에 다른 사람이 나를 멸시함에 노하였던만큼, 그 슬픈 정이란 별것이 아니라 노여움이다.

 소양인은 노여운 성품이 널리 에워싸고 슬픈 정이 촉급하게 된다. 노여운 성품이 널리 에워쌌다는 것은 소양인의 눈은 세회(世會)를 살펴서 뭇사람들이 서로 멸시함을 노여워함인만큼, 그 노여운 성품이란 별것이 아니라 보는 것이요, 슬픈 정이 촉급하다는 것은 소양인의 허파는 사무를 행하는 중에 다른 사람이 나를 속임에 슬퍼하였던만큼, 그 슬픈 정이란 별것이 아니라 슬픔이다.

 태음인은 기쁜 성품이 널리 퍼지고 즐거운 정이 촉급하게 된다. 기쁜 성품이 널리 퍼진다는 것은 태음인의 코는 인륜을 살펴서 뭇사람들이 서로 도와줌을 기뻐함인만큼, 그 기쁜 성품이란 별것이 아니라 냄새를 맡는 것이요, 즐거운 정이 촉급하다는 것은 태음인의 콩팥은 거처를 하는 중에 다른 사람이 나를 보호하여 줌을 즐거워하는만큼, 즐거운 정이란 별것이 아니라 즐거운 것이다.

소음인은 즐거운 성품이 깊고 명확하고 기쁜 정이 촉급하게 된다. 즐거운 성품이 깊고 명확하다는 것은 소음인이 지방(地方)을 살펴서 뭇사람이 서로 보호함을 즐거워하는만큼, 즐거운 성품이란 별것이 아니라 맛이고, 기쁜 정이 촉급하다는 것은 소음인의 간이 당여(黨與)와 사귀는 중에 다른 사람이 나를 도와주는 것을 기뻐하는만큼, 기쁜 정이란 별것이 아니라 기쁨이다.

2

태양인의 귀는 능히 널리 천시의 소리를 들을 수 있겠으나, 태양인의 코는 널리 인류의 냄새를 맡을 수 없다.

태음인의 코는 능히 널리 인류의 냄새를 맡을 수는 있겠으나, 태음인의 귀는 널리 천시의 소리를 들을 수 없다.

소양인의 눈은 능히 널리 세회의 변천을 볼 수는 있겠으나, 소양인의 입은 널리 지방의 맛을 볼 수 없다.

소음인의 입은 능히 널리 지방의 맛을 볼 수는 있겠으나, 소음인의 눈은 널리 세회의 변천을 볼 수 없다.

3

 태양인의 지라는 능히 교제(交際) 중에는 용감하게 통괄을 하겠지만, 태양인의 간은 당여에 대하여서는 깨끗이 서지 못한다.

 소음인의 간은 능히 당여에 대하여서는, 깨끗이 서긴 하지만 소음인의 지라는 교제 중에 용감하게 통괄하지 못한다.

 소양인의 허파는 능히 사무에는 영리하고 통달하지만, 소양인의 콩팥은 늘 거처할 때에 안정하지 못한다.

 태음인의 콩팥은 능히 늘 거처에는 안정을 보았으나, 태음인의 허파는 사무에는 영리하고 통달하지 못한다.

4

 태양인의 듣는 것은 비록 천시에 널리 미치기 때문에 태양의 신이 두뇌에 충족하여 허파로 들어가는 것이 크고, 태양인의 냄새 맡는 것은 인륜에 널리 미치지 못하므로, 태양인의 피가 허리와 척추에 충족하지 못하여 간으로 돌아가는 것이 적게 된다.

 태음인의 냄새 맡는 것은 능히 인륜에 널리 미치므로 태음인의 피가 허리와 척추에 충족하여 간으로 돌아가는 것이 크고, 태음인의 듣는 것은 능히 널리 천시에 미치지 못하므로, 태음인의 신은 두뇌에 충족하지 못하여 허파로 돌아가는 것이 적게 된다.

 소양인의 보는 것은 능히 세회에 널리 미치므로, 소양인의 기(氣)는 등골뼈에 충족하여 지라로 돌아가는 것이 크고, 소양인의 맛봄은 능히 널리 지방에 비치지 못하므로, 소양인의 정(精)은 방광에 충족하지 못하여 콩팥으로 돌아가는 것이 적게 된다.

소음인의 맛봄은 능히 널리 지방에 미치므로, 소음인의 정은 방광에 충족하여 콩팥으로 돌아가는 것이 크고, 소음인의 보는 것은 능히 널리 세회에 미치지 못하므로, 소음인의 기는 등골뼈에 충족하지 못하여 지라로 돌아가는 것이 적게 된다.

5

태양인의 노여움은 능히 용감하게 교제하는 중에 통괄하므로 남들이 멸시하지 못하고, 태양인의 기쁨은 당여 중에서 꼿꼿한 자세를 지키지 못하므로 당여들에게 멸시를 당한다. 그러므로 태양인의 폭노(暴怒)는 교제에 있는 것이 아니요 반드시 당여에 있다.

소음인의 기쁨은 능히 당여 중에 꼿꼿한 자세를 지키므로 당여들이 그를 도와주고, 소음인의 노여움은 능히 교제하는 중에 용감히 통괄하므로 교제하는 사람들이 그를 도와주지 않는다. 소음인의 헛된 기쁨은 당여에 있는 것이 아니요 반드시 교제에 있다.

소양인의 슬픔은 능히 사무에 영리하고 통달하므로 사무에 속임이 없고, 소양인의 즐거움은 능히 늘 거처에 안정하지 못하므로 거처에 속인다. 그러므로 소양인이 갑자기 슬퍼하는 것은 사무에 있지 않고 반드시 거처에 있다.

태음인의 즐거움은 능히 거처에 안정하므로 거처를 보전하고, 태음인의 슬픔은 능히 사무에 영리하고 통달하지 못하므로 사무에 믿을 수 없다. 그러므로 태음인의 헛된 즐거움은 거처에 있지 않고 반드시 사무에 있다.

6

태양인의 교제는 노여움으로 다스릴 수 있으나 당여는 노여움으로 다스릴 수 없느니만큼, 만일 노여움을 당여에 옮기면 당여에는 아무런 효과가 없이 간이 상할 뿐이다.

소음인의 당여는 기쁜 것으로 다스릴 수 있으나 교제에는 기쁨으로 다스릴 수 없느니만큼, 만일 기쁨을 교제에 옮기면 교제에는 아무 유익함이 없이 지라만 상할 뿐이다.

소양인의 사무는 슬픔으로 다스릴 수 있으나 거처는 슬픔으로 다스릴 수 없느니만큼, 만일 슬픔을 거처에 옮기면 거처에는 아무 유익함이 없이 콩팥만 상할 뿐이다.

태음인의 거처는 즐거움으로 다스릴 수 있으나 사무는 즐거움으로 다스릴 수 없느니만큼, 만일 즐거움을 사무에 옮기면 사무에는 아무 유익함이 없이 허파만 상할 뿐이다.

7

태양인의 성기(性氣)는 늘 전진을 좋아하고 후퇴를

하지 않고, 소양인의 성기는 늘 드날리기를 좋아하고 머무르지 않고, 태음인의 성기는 늘 고요하기를 좋아하고 움직이지 않고, 소음인의 성기는 늘 처하기를 좋아하고 나오기 싫어한다.

8

태양인의 전진은 전진할 수 있음을 보아서 전진하느니만큼, 스스로 반성하여 그 재목이 단정하지 못하면 전진을 하지 않는다.

소양인의 드날림은 드날릴 수 있음을 보아서 드날리는니만큼, 스스로 반성하여 그 힘이 굳지 못할 때에는 드날리지 못한다.

태양인의 고요함은 고요할 수 있음을 보아서 고요하니만큼, 스스로 반성하여 그 슬기가 미치지 못할 때에는 고요하지 못하다.

소음인의 처함은 처할 수 있음을 알고서 처하느니만큼, 스스로 반성하여 그 꾀가 넓지 못할 때에는 처할 수 없다.

9

태양인의 정기(精氣)는 늘 수〔雄〕는 되고자 하나 암〔雌〕이 되기는 싫어하고, 소음인의 정기는 늘 암이 되고자 하나 수가 되기는 싫어하고, 소양인의 정기는 늘 바깥은 이기나 안을 지키기는 싫어하고, 태음인의 정기는 늘 안을 지키고자 하나 바깥을 이기기는 싫어한다.

10

 태양인은 비록 수가 되기를 좋아하나 때로는 암이 될 수도 있느니만큼, 만일 수가 되기만을 좋아하면 방종의 기운이 반드시 지나친다.

 소음인은 비록 암이 되기를 좋아하나 때로는 수가 될 수도 있느니만큼, 만일 암이 되기만을 좋아하면 안일한 마음이 반드시 지나친다.

 소양인은 비록 바깥이 이기기를 좋아하나 때로는 안을 지킬 수도 있느니만큼, 만일 바깥이 이기기만 좋아하면 편사(偏私)로운 마음이 반드시 지나친다.

 태음인은 비록 안을 지키기를 좋아하나 때로는 바깥이 이기게 할 수도 있느니만큼, 만일 안을 지키기만 좋아하면 물욕이 반드시 지나친다.

11

 태양인은 비록 지극히 어리석으나 그 성품은 오히려 가벼워서 남을 받아들이느니만큼, 그는 비록 지극히 불초하더라도 남의 선과 악을 잘 안다.

 소양인은 비록 지극히 어리석으나 그 성품은 오히려 넓어서 법도를 지키느니만큼, 그는 비록 지극히 불초하더라도 남의 슬기롭고 어리석음을 잘 안다.

 태음인은 비록 지극히 어리석으나 그 성품은 오히려 우뚝 솟아서 가르치고 권유할 수 있는만큼, 그는 비록 지극히 불초하더라도 남의 부지런하고 게으름은 잘 안다.

소음인은 비록 지극히 어리석으나 그 성품은 오히려 병탄하여 어루만지고 길들일 수 있는만큼, 그는 비록 지극히 불초하더라도 남의 재능이 있고 없음을 잘 안다.

12

태양인은 교제를 삼가기 때문에 늘 생소한 사람을 교제할 때 걱정하는 노여운 마음을 가진다.

이 마음은 병이(秉彝)에서 나온 공경하는 마음인만큼 지선(至善)이 아님은 아니로되, 당여를 가벼이 보기 때문에 매양 친숙한 당원에게 속임을 입어 편벽된 노여움이 장을 상하는바, 이는 그 교우를 택하는 마음이 넓지 못하기 때문이다.

13

소음인은 당여(黨與)를 삼가므로 늘 당여 중에 친숙한 사람을 골라서 교제할 기쁜 마음을 지닌다. 이 마음은 병이에서 나온 공경하는 마음인만큼 지선이 아님은 아니로되, 교제에 소홀히 하는 까닭으로서 매양 생소한 벗들에게 속임을 입어 편벽된 기쁨이 장을 상하는바, 이는 그 걱정을 생각하는 마음이 고르지 못하기 때문이다.

14

소양인은 사무(事務)를 중시하므로 늘 밖에 나서 사무를 흥왕하게 할 슬픈 마음을 지니게 된다. 이 마음은 병이에서 나온 공경의 마음인만큼 지선이 아님은 아니로되, 거처에 삼가지 못하므로 매양 안을 지키고 있는 사람들에게 속임을 입어 편벽된 슬픔이 장을 상하는바, 이는 그가 밖을 중시하고 안을 소홀히 하기 때문이다.

15

태음인은 거처를 중시하기 때문에 늘 안을 지키되 거처의 즐거운 마음을 지닌다. 이 마음은 병이에서 나온 공경한 마음인만큼 지선이 아님은 아니로되, 사무에 삼가지 못하므로 매양 밖에 나서 사무를 흥왕하려는 사람에게 속임을 입어서 편벽된 즐거움이 장을 상하는바, 이는 그가 안을 중시하고 바깥을 가볍게 아는 까닭이다.

16

태음인의 턱은 마땅히 교만한 마음을 경계하여야 한다. 태음인의 턱에 만일 교만한 마음이 없다면 절세에 책략은 반드시 이 사람에게 있다.

소음인의 가슴은 마땅히 멸시하는 마음을 경계하여야 한다. 소음인의 가슴에 만일 멸시하는 마음만 없다면 절세의 경륜은 반드시 이 사람에게 있다.

태양인의 배꼽은 마땅히 자부하는 마음을 경계하여야 한다. 태양인의 배꼽에 만일 자부하는 마음만 없다면 절세의 행검은 반드시 이 사람에게 있다.

소양인의 배에는 마땅히 과장하는 마음을 경계하여야

한다. 소양인의 배에서 만일 과장하는 마음만 없다면 절세의 도량은 반드시 이 사람에게 있다.

17

소음인의 머리에는 마땅히 남의 것을 빼앗을 마음을 경계하여야 한다. 소음인의 머리에 만일 빼앗을 마음만 없다면 대인(大人)의 의견은 반드시 이 사람에게 있다.

태음인의 어깨에는 마땅히 사치스러운 마음을 경계하여야 한다. 태음인의 어깨에 만일 사치스러운 마음이 없다면 대인의 위의(威儀)는 반드시 이 사람에게 있다.

소양인의 허리에는 마땅히 게으른 마음을 경계하여야 한다. 소양인의 허리에 만일 게으른 마음이 없다면 대인의 재간은 반드시 이 사람에게 있다.

태양인의 엉덩이에는 마땅히 훔칠 마음을 경계하여야 한다. 태양인의 엉덩이에 만일 훔칠 마음이 없다면 대인의 방략(方略)은 반드시 이 사람에게 있다.

Ⅳ 臟腑論

1

허파의 위치는 목구멍 밑 등 위에 있고, 위(胃)의 중완(中脘)은 턱 밑 가슴 위에 있으므로 등과 가슴의 위를 상초(上焦)라 이른다.

지라의 위치는 등골뼈에 있고 밥통의 위치는 명치에 있으므로, 등골뼈와 명치 사이를 중상초(中上焦)라 이른다.

간의 위치는 허리에 있고 소장의 위치는 배꼽에 있으므로, 허리와 배꼽 사이를 중하초(中下焦)라 이른다.

콩팥의 위치는 허리와 척추 밑에 있고, 대장의 위치는 배꼽과 배 아래에 있으므로 척추와 배꼽 밑을 하초(下焦)라 이른다.

2

음식은 밥통의 중완에서 밥통으로 들어가고, 밥통에서 소장으로 들어가고, 소장에서 대장으로 들어간다.

대장에서 항문으로 나오는 것은 음식의 전체가 모두 밥통 속에 쌓여서 그 훈기(薰氣)가 찌는 듯하여 열기가 되고, 소장에서 소화되어 평담하여 양기(涼氣)가 된다.

그 열기의 가볍고 맑은 것이 밥통의 중완으로 올라와 온기가 되고, 양기의 질(質)이 무거운 것은 대장으로 내려와서 한기(寒氣)가 된다.

3

밥통의 중완이 입과 코로 통하였으므로 음식의 기운이 위[上]로 오르고, 대장은 항문에 통하였으므로 음식의 기운이 아래로 내린다.

밥통의 둘레는 넓고 커서 능히 포용할 수 있으므로 음식의 기운이 이에 쌓이는 것이요, 소장의 둘레는 협착하면서도 굴곡이 생겼으므로 음식의 기운이 소화된다.

4

음식의 온기는 밥통의 중완에서 침이 되어 혀 밑으로 들어가서 진해(津海)가 되는 것인바 진해는 모든 침이 모여드는 곳이다.

진해(津海)의 맑은 기운이 귀로 나가서 신(神)이 되고, 두뇌를 들어서 이해(膩海)가 되는바, 이해는 신이 모여드는 곳이다.

이 이해의 이즙(膩汁)이 맑은 것은 안으로 허파로 돌아가고, 탁한 찌꺼기는 밖으로 살갗과 털로 돌아가기 때문에 밥통과 중완, 혀와 귀 두뇌와 살갗과 털은 모두 허파의 무리가 된다.

5

음식의 열기는 밥통에서 기름으로 화하여 두 젖과 젖 사이로 들어가서 고해(膏海)가 되는바, 고해는 모든 기름이 모여드는 곳이다.

고해의 맑은 기운은 눈으로 나와서 기(氣)가 되고, 등과 등골뼈로 들어가 막해(膜海)가 되는바, 막해는 기가 모여드는 곳이다.

이 막해의 막즙(膜汁)이 맑은 것은 안으로는 지라로 돌아오고, 탁한 찌꺼기는 밖으로 힘줄로 돌아가는 까닭에, 밥통과 두 젖과 눈과 등 등골뼈와 힘줄은 모두 지라의 무리가 된다.

6

음식의 양기(涼氣)는 소장에서 기름으로 화하여 배꼽으로 들어가서 유해(油海)가 되는 것인바, 유해는 모든 기름이 모여드는 곳이다.

유해의 맑은 기운은 코로 나와서 피가 되고 허리와 척추로 들어가서는 혈해(血海)가 되는바, 혈해는 피가 모여드는 곳이다.

이 혈해의 혈즙(血汁)이 맑은 것은 안으로는 간으로 돌아가고, 탁한 찌꺼기는 밖으로는 살로 돌아가기 때문에 소장과 배꼽, 코와 허리, 척추와 살은 모두 간의 무리가 된다.

7

음식의 한기(寒氣)는 대장에서 액체가 되어 음부 털 속으로 들어가서 액해(液海)가 되는바 액해는 모든 액체가 모여드는 곳이다.

액해의 맑은 기운은 입으로 나와서 정(精)이 되고,

방광으로 들어가서 정해(精海)가 되는 것인바, 정해는 보는 정이 모여드는 곳이다.

이 정해의 정즙(精汁)은 안으로 콩팥으로는 돌아가고, 탁한 찌꺼기는 밖으로는 뼈로 돌아가기 때문에 대장과 음문, 방광과 뼈는 모두 콩팥의 무리가 된다.

8

귀는 천시의 소리를 들을 힘을 넓히는 한편, 진해(津海)의 맑은 기운을 이끌어 내어 상초(上焦)에 충만시켜서, 신을 길러 두뇌에 넣어 기름을 쌓아서 이해가 된다.

눈은 세회의 보는 힘을 넓히는 한편, 고해의 맑은 기운을 이끌어 내어 중상초(中上焦)에 충만시켜, 기를 길러 등과 등골뼈에 넣어 홀떼기가 가로쌓여서 막해가 된다.

코는 인류의 냄새 맡는 힘을 넓히는 한편, 유해의 맑은 기운을 이끌어 내어 중하초(中下焦)에 충만시켜, 피가 되어 허리와 척추에 넣어서 어린 피가 누적되어서 혈해가 된다.

입은 지방의 맛을 보는 힘을 넓히는 한편, 액해의 맑은 기운을 이끌어 내어 하초(下焦)에 충만시켜, 정이 되어 방광에 넣어서 어린 정이 누적되어 정해가 된다.

9

허파는 사무에 능통한 슬픈 힘으로 이해의 맑은 즙을 흡수하여 허파로 들여보내서 허파의 원기를 길러, 안으로 진해를 웅호하여 기운을 고동시켜 진(津)을 엉기게 한다.

지라는 교제에 능통한 노여운 힘으로 막해의 맑은 즙을 흡수하여 지라로 들여보내어 지라의 원기를 길러, 안으로 고해를 옹호하여 기운을 고동시키며 기름을 엉기게 한다.

간은 당파에 능숙한 기쁜 힘으로 혈액의 맑은 즙을 흡수하여 간으로 들여보내 간의 원기를 길러, 안으로 유해를 옹호하여 기운을 고동시키며 기름을 엉기게 한다.

콩팥은 거처에 능숙한 즐거운 힘으로 정해의 맑은 즙을 흡수하여 콩팥으로 들여보내서 콩팥의 원기를 길러, 안으로 액해를 옹호하여 기운을 고동시키며 액체를 엉기게 한다.

10

진해의 탁한 찌꺼기는 밥통의 중완이 그 위로 오르는 힘으로 탁한 찌꺼기를 취하여 밥통의 중완을 도와준다.

고해의 탁한 찌꺼기는 밥통이 그 정축(停蓄)하는 힘으로 탁한 찌꺼기를 취하여 밥통을 도와준다.

유해의 탁한 찌꺼기는 소장이 소화하는 힘으로 탁한 찌꺼기를 취하여 소장을 도와 준다.

액해의 탁한 찌꺼기는 대장이 아래로 내리는 힘으로 탁한 찌꺼기를 취하여 대장을 도와준다.

11

이해의 탁한 찌꺼기는 머리가 바로 뻗는 힘으로 단련

을 하여 가죽과 털을 이룬다.

막해의 탁한 찌꺼기는 손이 그 거두는 힘으로 단련을 하여 힘줄을 이룬다.

혈해의 탁한 찌꺼기는 허리가 관방(寬放)하는 힘으로 단련을 하여 살결을 이룬다.

정해의 찌꺼기는 발이 뻣뻣한 힘으로 단련을 하여 뼈를 이룬다.

12

그러므로 귀는 반드시 멀리 듣고, 눈은 반드시 크게 보고, 코는 반드시 널리 냄새를 맡고, 입은 반드시 깊이 맛을 보는 것이다.

귀와 눈, 코와 입의 사용이 멀고 크고 넓고 깊으면 정신과 기혈이 싱싱하며, 가깝고 작고 좁고 얕으면 정신과 기혈이 소모된다.

허파는 반드시 잘 배우고, 지라는 반드시 잘 묻고, 간은 반드시 잘 생각하고, 콩팥은 반드시 잘 분별한다. 허파와 지라와 간과 콩팥의 사용이 바르고 곧고 알맞고 조화가 되면, 진액과 기름들이 충만하고 짝짓거나 기울어지거나 지나치거나 미치지 못하는 것이 있다면 진액과 기름이 메마른다.

13

이해는 신(神)을 간직하고, 막해는 영(靈)을 간직하고, 혈해는 혼(魂)을 간직하고, 정해는 넋을 간직한다.

14

 진해는 의(意)를 간직하고, 고해는 여(慮)를 간직하고, 유해는 조(操)를 간직하고, 액해는 지(志)를 간직한다.

15

 두뇌의 이해는 허파의 근본이요, 등골뼈의 막해는 지라의 근본이요, 척추의 혈해는 간의 근본이요, 방광의 정해는 콩팥의 근본이 된다.

16

 혀의 진해는 귀의 근본이요, 젖의 고해는 눈의 근본이요, 배꼽의 유해는 코의 근본이요, 음문의 액해는 입의 근본이 된다.

17

 염통이 온몸의 주재가 되어 위치가 바로 젖 사이를 향하여, 광명하고 맑고 통철하여 귀나 눈이나 코나 입에 보살피지 못하는 것이 없고, 허파나 지라나 간이나 콩팥에 헤아리지 못하는 것이 없으며, 턱이나 가슴이나 배꼽이나 배에 성실치 않는 것이 없고, 머리나 손이나 허리나 발에 공경하지 않는 것이 없게 된다.

제 2 권

I 醫源論

1

《書經》에 이르기를,

『만일에 약을 마셔서 정신이 아찔하지 않는다면 그 병은 낫지 않는다.』

라고 하였으니, 은의 고종 때 이미 아찔하게 약의 효과를 보았으므로 고종이 이를 칭도하고 감탄하여 마지않았다면, 의약(醫藥)의 경험은 그 유래가 이미 오래 전인 신농(神農)·황제(黃帝) 때부터 있었다는 말이 거짓이 아니리라 생각된다.

그러나 《本草》나 《素問》이 신농·황제의 손에서 나왔다는 말은 잘 믿어지지 않는다. 어째서 그렇게 말할 수 있었느냐 하면, 신농·황제 때에는 물론 문자가 없었는데 후세의 문자가 그 예법을 혼란하게 하였기 때문이다.

주의 말기와 진(秦)과 한(漢) 이후에 편작(扁鵲)이 가장 이름이 높았는데, 장중경(張仲景)이 그의 방술을 갖추어 얻어서 비로소 일가를 이룩하여 저서를 하였으므로 의도(醫道)가 비로소 진흥되었다.

장중경 이후에는 남북조와 수(隋)와 당(唐)에서 이어받았고, 송에 이르러 주굉(朱肱)이 그 방술을 갖추어 얻어 ≪活人書≫를 지어서 의도가 중흥하였다.

주굉 이후에는 원(元)의 의원 이고(李杲)·왕호고(王好古)·주진형(朱震亨)·위역림(危亦林) 등이 이어받았고, 명에 이르러서 이천(李梴)·공신(龔信) 등이 그 방술을 갖추어 얻었다.

허준(許浚)이 또 이를 갖추어 얻어서 ≪東醫寶鑑≫을 지었으므로 의도(醫道)가 다시금 일게 되었다.

대개 신농·황제 이후와 진·한 이전의 병증과 약리를 장중경이 전하였고, 위(魏)·진(晉) 이후와 수·당 이전의 병증과 약리는 주굉이 전하였고, 송·원 이후와 명 이전의 병증과 약리는 이천·공신·허준 등이 전한 만큼, 만일 의술가의 근로와 업적으로 본다면 마땅히 장중경·주굉·허준을 으뜸으로 삼을 것이요, 이천·공신이 그 다음이 된다.

2

≪本草≫는 신농·황제로부터 몇천 년 동안 세간에서 경험한 것이다. 신농 때에는 ≪本草≫가 있었고, 은대(殷代)에는 ≪湯液本草≫가 있었고, 당대(唐代)에는 맹선(孟詵)의 ≪食療本草≫와 진장기(陳藏器)의 ≪本草拾遺≫가 있었고, 송대에는 방안상(龐安常)의 ≪本草補遺≫와 일화자(日華子)의 ≪本草≫가 있었고, 원대에는 왕호고의 ≪湯液本草≫가 있었다.

3

 소음인의 병증 약리는 장중경이 거의 소상하게 발명하였던 것을, 송·원·명대에 여러 의가(醫家)들이 유감없이 다 발명하였다.

 소양인의 병증 약리는 장중경이 반쯤 소상하게 발명하였던 것을, 송·원·명 때의 여러 의가들이 거의 소상히 발명하였다.

 태음인의 병증 약리는 장중경이 대략 그 그림자를 얻었을 뿐이었던 것을, 송·원·명대의 여러 의가들이 태반을 소상히 발명하였다.

 태양인의 병증 약리는 주진형이 대략 그 그림자를 얻었는데, ≪本草≫에 대략 약리를 논한 것이 전한다.

4

 나는 의약의 경험이 알려진 5,6천 년 뒤인 오늘날에 와서, 앞사람들의 저술로 인하여 우연히 사상인(四象人)의 장부(臟腑)와 성리(性理)를 발견하여 한 책을 지었으니, 그 이름은 ≪壽世保元≫이다.

 이 원서 중에 장중경이 논한 태양병(太陽病)·소양병(少陽病)·양명병(陽明病)·태음병(太陰病)·소음병(少陰病)·궐음병(厥陰病) 등은 병증의 명목으로 논한 것이요, 내가 논한 태양인·소양인·태음인·소음인 등은 인물의 명목으로 논한 것이다.

 이 두 가지는 결코 혼동하여 보아서는 안 될 것이요, 또 그 번거로움을 싫어하여서는 안 될 것이다. 그런 연후에 가히 그 뿌리와 줄기를 알 수 있을 것이며, 가지와 잎을 가릴 수 있을 것이다.

맥법(脈法)은 병증을 잡는 일단(一端)이다. 그 이치가 뜨고 가라앉고 더디고 빈삭(頻數)에 있는만큼, 반드시 그 기묘한 극치까지를 궁구할 것은 없을 것이요, 삼음(三陰)과 삼양(三陽)은 병증의 같고 다름을 분변하는 것인 동시에, 그 이치는 배와 등의 거죽과 속에 있는 것인만큼, 반드시 그 경로의 변화를 탐구할 것은 없다.

5

옛사람은 육경(六經)과 음양(陰陽)으로써 병을 논하였으므로, 장중경이 ≪傷寒論≫을 지었을 때 역시 육경과 음양으로써 병증을 통괄하였다.

머리가 아프고, 온몸이 아프고 열이 나고, 차가운 것이 싫고, 맥이 뜬 것을 태양병증(太陽病症)이라 하였다.

입이 마르고, 목구멍이 타고, 눈이 어지럽고 귀가 멍하고 가슴과 옆구리가 포만하면서 차가운 기운이 오가고, 머리가 아프고 열이 나고, 맥줄이 가는 것을 소양병증(少陽病症)이라 하였다.

차가운 것이 싫지 않으면서 도리어 뜨거운 것을 싫어하고, 땀이 저절로 흐르고, 대변이 막히는 것을 양명병증(陽明病症)이라 하였다.

배는 부르면서 때로 아프고, 입은 마르지 않고 마음도 답답하지 않으면서 저절로 설사가 나는 것을 태음병증(太陰病症)이라 하였다.

맥이 가늘고 다만 졸음만 오며, 입은 마르고 마음이 답답하면서 자리하는 것을 소음병증(少陰病症)이라 하였다.

처음에는 배앓이가 잦아 등의 증세가 없이 상한(傷寒)이 된 지 6,7일이나 지나서 맥이 가늘고도 느리고, 수족이 싸늘하고 혀가 말리고, 고환이 오그라드는 것을 궐음병증(厥陰病症)이라 하였다.

이 여섯 가지 병증 중에 삼음병증(三陰病症)은 모두 소음인의 병증이요, 소음병증은 곧 소양인의 병증이요, 태양병증과 양명병증은 소양인과 소음인의 병증인 한편, 태음인의 병증은 골고루 있는 것인 동시에 소음인의 병증이 가장 많다.

예로부터 의약의 방법이 세상에 유행되는 도중에, 여러 차례 경험을 하여 여러 차례 알맞은 것을 장중경이 이를 수집하여 책을 저술하였다.

대체로 옛날의 의사는 희로애락애오욕이 지나치게 부딪친 것이 병이 되는 것을 모르는 한편, 다만 지라, 밥통과 음식과 바람, 차가운 것과 더위, 습기 따위에 상한 것이 병이 되는 줄만 알았으므로, 그 병과 약의 전체를 논할 때에 일체 소음인의 지라·밥통과 음식에 대하여 운위하였을 뿐이요, 소양인의 위열증에 대한 약은 간혹 있긴 하나, 태양인의 병정(病情)에 관하여서는 전연 어두웠다.

6

기백(岐伯)은 다음과 같은 말을 남겼다.

『상한이란 하루만이면 거양(巨陽)이 받으므로 머리와 목이 아프고 허리와 척추가 뻣뻣해지는 것이요, 이틀째면 양명(陽明)이 받으므로 이 양명이란 육(肉)을 주로 하여 맥에 코를 끼고 눈에 얽히므로 몸에 열이 나고 눈이 아프며 코가 메말라서 누울 수 없게 된다. 사흘이면 소양(少陽)이 받으므로 이 소양이란 쓸개를 주로 하여 맥이 옆구리를 따라 귀에 얽히므로 가슴과 옆구리가 아프면서 귀가 메어 삼양의 경락이 그 병을 받아서 장으로 들어가지 않으므로 땀만 내면 그만이다. 나흘이 되면 태양이 이를 받으므로 태양의 맥이 밥통 가운데에 깔려서 목구멍에 얽히어 배가 부르고 목이 마르게 된다. 닷새가 되면 소음이 이를 받으므로 소음의 맥은 콩팥을 꿰어 혀뿌리에 얽히어 입이 마르고 혀가 타면서 갈증이 생기고, 엿새가 되면 궐음이 이를 받으므로 궐음의 맥은 음기(陰器)를 따라 간에 얽혀 번만(煩懣)하며 고환이 오그라진다. 그리하여 삼음・삼양과 오장육부가 모두 병들어 영위(榮衛)가 줄어들고 오장이 통하지 않으면 곧 죽는다.』

7

거듭 차가움에 상하면 반드시 죽음을 면치 못한다. 거듭 차가움에 상한 자는 그 첫째 날에는 거양과 소음이 함께 병이 나서 머리가 아프고 입이 메마르면서 번만증(煩懣症)이 생기고, 이틀째면 양명과 태음이 함께 병이 나서 배가 부르고 몸에 열이 나서 음식을 못 받고 헛소리를 한다. 사흘이 되면 소양·궐음이 함께 병이 나서 귀가 먹고, 고환이 오그라들며 싸늘하여 물과 장도 입에 받지 않고, 사람을 알아보지 못하고, 엿새가 되면 죽으니, 그의 죽음은 모두 6,7일 사이에 있고, 그 낫는 것은 모두 열흘 이상을 지나야 한다.

8

나는 이렇게 생각한다.

『≪靈樞經≫과 ≪素問≫은 황제가 지은 책으로 가탁하여 괴이하고 환혹되어 족히 칭도된다. 방술가와 호사자의 말이란 으레 이러한 것인만큼 깊이 책할 것도 없을 것이다. 그러나 이 책 역시 옛사람들의 경험에 의하였으므로 오장육부와 낙침법(絡針法)과 수양법이 발명된 것이 적지 않은바, 이는 실로 의가의 격물치지의 종주요, 묘맥(苗脈)이 이로부터 나온 것이어서, 다만 그 허탄한 죄과만을 책하고 그 발명한 업적을 멸시함은 옳지 않다. 대개 이 책들도 역시 옛사람이 총혜·박물의 말인바, 지방 풍토에 이어받은 수양 방임은 틀림없는 것인만큼, 그 이치는 생각해야겠지만 그 말을 다 믿을 것은 없다.』

9

이상은 거양·소양·소음경(少陰經)의 병은 모두 소

양인의 병이었고, 양명·태음경(太陰經)의 병은 모두 태음인의 병이요, 궐음경(厥陰經)의 병은 소음인의 병이다.

Ⅱ 少陰人腎受熱表熱病論

1

장중경의 ≪傷寒論≫에는 다음과 같이 말하였다.

『열이 나고 차가운 것이 싫고, 맥이 뜬 자는 거죽에 속하는 것인만큼 이것이 곧 태양증(太陽症)이다.』

2

태양이 바람에 상하면 양은 뜨고 음은 쇠약하여진다. 양이 뜬 자는 열이 저절로 나고, 음이 쇠약한 자는 땀이 저절로 난다. 오슬오슬 오한이 나고 부들부들 바람이 일고 땀이 방울방울 솟으며, 코가 울리고 건토증(乾吐症)이 생길 때는 계지탕(桂枝湯)을 주로 써야 한다.

3

위역림(危亦林)의 ≪得效方≫에는 다음과 같이 말하였다.

『사시(四時)의 온역(瘟疫)에는 마땅히 향소산(香蘇散)을 써야 한다.』

4

공신(龔信)의 ≪醫鑑≫에는 다음과 같이 말하였다.

『상한에 머리가 아프고 몸이 고달플 때에는, 표리증(表裏症)을 따질 것 없이 마땅히 곽향정기산(藿香正氣

散)을 써야 한다.』

5

나는 이렇게 생각한다.

『장중경이 이른바 태양이 사람에 상하여 열과 오한이 난다는 것은 곧 소음인의 콩팥이 열을 받은 표열병(表熱病)이다. 이 증세에 열과 오한이 나면서 땀이 없는 자에게는, 마땅히 계지탕·천궁계지탕(川芎桂枝湯)·향소산·궁귀향소산(芎歸香蘇散)·곽향정기산 등을 써야 할 것이요, 열과 오한이 나면서도 땀이 어리는 자는 망양(亡陽)의 첫 증상인만큼 반드시 가볍게 볼 수는 없다. 이에는 먼저 황기계지탕(黃芪桂枝湯)·보중익기탕(補中益氣湯)·승양익기탕(升陽益氣湯) 등을 쓰되, 사흘 동안을 잇달아 먹어도 땀이 그치지 않고 병이 낫지 않을 때에는, 마땅히 계지부자탕(桂枝附子湯)·인삼계지부자탕·승양익기부자탕(升陽益氣附子湯) 등을 써야 한다.』

6

장중경은 다음과 같이 말하였다.

『태양인의 병에 맥이 뜨고 긴장되어 열이 나고 땀이 없으면서도 코피를 흘리는 자는 스스로 나을 것이다.』

7

태양병은 6,7일이 지나도 표증(表症)이 아직 남아서 맥은 가늘면서도 잠기어, 도리어 가슴이 맺히지 않고 그 사람이 미친 듯이 날뛰는 것은 열이 하초(下焦)에 있는 까닭이다. 아랫배가 부르고 소변이 저절로 나오는 자는 하혈을 한 뒤에야 나을 것이니, 이에는 저당탕(抵當湯)을 써야 한다.

8

태양증(太陽症)은 몸이 누르고 발광을 하며 아랫배가 땡땡하게 부른다. 소변이 저절로 나오는 자는 혈증인만큼 저당탕을 써야 한다. 상한을 하여 아랫배가 부르고 소변이 막히던 것이 이제는 도리어 저절로 나오는 것은 피가 있기 때문이다.

9

태양병(太陽病)은 풀리지 않으면 열이 방광에 맺혀서 그 사람이 미친 듯이 날뛰면서 피가 저절로 흐르는 것은 스스로 낫는 것이다. 다만 아랫배가 급히 결리는 자는 그 증세를 없애 버려야 한다. 이에는 도인승기탕(桃仁承氣湯)이 맞는다.

10

태양병의 외증이 사라지기 전에 기운을 자주 내리게 하면 소변이 그치지 않고 염통 아래가 딱딱해지며, 표리의 진장이 풀리지 않는 데에는 인삼계지탕(人蔘桂枝湯)이 맞는다.

11

나는 이렇게 생각한다.

『이 증세에 그 사람이 미친 듯이 되는 것은 신양(腎

陽)이 뜨거움에 지친 것이요, 아랫배가 딱딱하고 부른 것은 대장(大腸)이 추위를 탄 것이다. 이 두 가지 증세가 함께 나타났을 때는 먼저 급한 것을 치료하여야 한다. 신장이 뜨거움에 지쳤을 때에는 마땅히 천궁계지탕(川芎桂枝陽)·황기계지탕(黃芪桂枝湯)·팔물군자탕(八物君子湯)을 써서 기운을 보하여야 하고, 대장이 추위를 싫어하는 자는 마땅히 곽향정기산(藿香正氣散)·향사양위탕(香砂養胃湯)으로 화해를 시켜야 한다. 만일에 바깥 열이 속의 냉을 에워싸 독한 기운이 거듭 안에 맺혀서, 혹시나 장차 호랑이를 길러서 걱정을 끼칠 폐단이 있게 되면, 마땅히 파두단(巴豆丹)을 써서 설사를 두세 차례 한 다음 곧 곽향정기산과 팔물군자탕으로 화해를 시킨 뒤에 푹 보하여 주어야 한다.』

12

장중경의 이른바 「하초(下焦)의 혈증(血症)」이란 곧 소음인의 지라의 양기는 차가운 사기(邪氣)에 억눌리게 되고, 콩팥의 양기는 사기의 항거를 받아 줄곧 올라가서 지라에 연결되지 못하고 방광에 숨어 있는 증거이다.

「그 사람이 미친 듯싶다」는 것은 그 사람의 말이 어지럽다는 것이다. 마치 귀신을 보았다는 자가 마음이 황홀하여 헛소리를 하는 것을 이름이다.

「태양병의 표증이 오히려 남아 있다」는 것은 온몸에 열이 나고 번뇌하여 오한이 조금도 없음을 이른 것이다. 이 증세는 기운을 보하여 양기를 오르게 하는 것이 가장 상책이고, 피를 깨뜨려서 열을 푸는 것이 하책이다.

「태양병 외음(外陰)이 없어지지 않아서 자주 내려 곧 설사가 그치지 않는다.」 운운한 것은, 역시 이에서 옛 사람이 이런 증세에 승기탕(承氣湯)을 쓰면 설사가 그치지 않으므로 그 방문(方文)을 변경하여 저당도인탕(抵當挑仁湯)을 썼을 뿐이다. 태양병의 외증이 없어지지 않으면 양기의 힘이 비록 억눌려졌다 하더라도 오히려 차가운 기운을 떨쳐서 싸늘한 사기와 함께 바깥에서 싸울 것이요, 만일 그 외증이 없어졌다면 양기의 힘이 능히 한기를 떨치지 못한 채 곧 곤경에 빠지게 된다. 쳐서 내리게 하는 약이 과연 어떤 약이기에, 반드시 양기가 곤경에 빠질 때를 기다려서 응용하겠는가. 아무리 인삼계지탕을 쓰려 하나 어찌 늦지 않겠느냐.

13

장중경은 다음과 같이 말하였다.

『부인이 상한하여 열이 나면 경수(經水)가 방금 왔다가도 끊어지고, 낮이면 정신이 맑았다가도 밤이 되면 헛소리를 하여 마치 귀신을 만난 것 같은 것이다. 이는 열이 혈실(血室)로 들어간 것인만큼 밥통과 상초(上焦)·중상초(中上焦)에 미치지 않으면 반드시 저절로 나을 것이다.』

14

 양명병(陽明病)은 입이 비록 마르더라도 침은 삼키지 않게 된다. 이때 반드시 코피가 흐르지 않는다.

15

 양명병은 음식을 먹지 못한다. 만일 그 열을 친다면 반드시 구역이 날 것이다. 상한으로서 구역이 안 나면 비록 양명이 있더라도 칠 수는 없을 것이다. 밥통이 메면 대변을 못 본다. 만일 바깥이 풀리지 않았거나 또는 반쯤 바깥으로 나타난 자에게는 먼저 계지·시호(柴胡)로써 화해를 해야 대변이 내린다.

16

 나는 이렇게 생각한다.
 『위에서 말한 여러 증세에는 마땅히 곽향정기산·향사양위탕(香砂養胃湯)·팔물군자탕을 써야 한다.』

17

 장중경은 다음과 같이 말하였다.
 『양명병이란 밥통이 메어서 생긴 것이다. 어떤 사람이 나에게 「어째서 양명병을 얻었느냐」하고 묻는다면, 「태양병으로 땀이 내리고 소변을 잘 보는 자는, 진액이 말라 밥통이 건조하여 양명병으로 되는 것이라 생각되오. 이는 안이 메어져서 대변을 보기가 어려울 것인데 이를 일러 양명병이라 한다」고 대답할 것이다.』

18

상한(傷寒)이 양명병으로 변하면 그 사람은 찝찔하게 가는 땀을 흘린다.

19

상한으로서 토하고 싸고 한 뒤에도 풀리지 않아서 대변을 못 본 지 5,6일 내지 10여 일이 되면, 아침 나절에 열이 나서 오한은 없으나 헛소리가 내리지 않아 마치 귀신을 본 듯하다.

이러한 증세가 극심하면 사람을 알아보지 못하고, 옷을 매만지며 침상을 더듬어 가며 떨고 불안하여, 약간 할딱거리고 눈이 바로 박히는데 긴장한 자는 살고 해이한 자는 죽는다.

20

나는 이렇게 생각한다.

『진(秦)·한 때 병을 다스린 방법으로 변비증에 대황(大黃)으로써 다스리는 법은 있으나, 파두로써 다스리는 법은 없었으므로 장중경은 역시 대황승기탕(大黃承氣湯)으로써 소음인을 다스렸다. 태양병이 양명병으로 변하여, 그 사람이 찝찔하게 가는 땀이 나고 밥통이 건조하여 대변을 못 본 지 5,6일 내지 10여 일이 되어, 아침 나절에 열이 나서 오한은 없으나 헛소리가 끊이지 않아 마치 귀신을 본 것 같을 때 이 약을 쓰면 신효를 보게 되고, 만일 그 증세가 극심하여 사람을 못 알아보고 옷과 침상을 매만지고 더듬으면서, 약간 할딱거리고 눈이 바로 박힐 때 이 약을 써서 맥이 뛰는 자는 살고 풀어신 자는 죽는다. 대체 이러한 방문은 소음인의 태양병이 양명병으로 변하여, 대변을 보지 못한 지 5,6일이 되어서 아침 나절에 열이 났을 때에 쓰고 다른 증세에는 쓰지 못한다.』

장중경은 이 방문을 쓸 때도 있고 못 쓸 때도 있음을 알았으므로, 능히 소양인의 태양병과 양명병의 증후를 잘 알았다. 대개 장중경의 일심정력(一心精力)이 모두 대승기탕(大承氣湯)을 가히 쓸 수 있는 증후를 탐구하는 데 있었으므로, 가히 쓸 수 없는 증후도 소상히 알았다. 장중경의 태양양명병에 대한 약방 중에 다만 계지탕·인삼계지탕이 근사함을 얻었다. 대승기탕은 사람의 생사를 아득히 알 수 없는 가운데 두는 것이므로, 반드시 대승기탕을 가히 쓸 수 있을 증후를 탐구하여 병자가 대변을 못 본 지 5,6일 만에 아침 나절에 열이 나고 헛소리를 할 때를 기다려 썼으니 그 어찌 좋은 방법이 아니겠는가. 대개 소음인의 증후는 땀이 저절로 나지 않는다면 지라가 약한 것이 아니요, 대변이 건조하지 않으면 밥통이 찬 것을 알게 된다.

소음인의 태양양명병은 땀이 저절로 나지 않고 지라가 약하지 않은 자는 가벼운 병이며, 대변이 비록 건조하나 약을 쓰면 낫기가 쉬우므로 대황·기실·후박·망초 등으로도 이런 때에는 고칠 수 있다. 극심하여 반생

반사의 경지에 달하였더라도 팔물군자탕·승양익기탕과 파두단(巴豆丹)을 쓰면, 비록 극심한 자도 살고 긴장된 자도 살며 맥이 풀어진 자는 죽는다. 또 태양병의 바깥 증세가 아직 있을 때 어찌 일찍이 보온·승양과 파두를 써서 미리 병세를 누르지 못하고는, 반드시 양명병이 아침 나절에 열이 나고 헛소리를 할 때를 기다려서 승기탕을 써서 사람으로 하여금 반생반사의 경지에 이르게 하는가.』

21

허숙미(許叔微)의 ≪本事方≫에는 다음과 같이 말하였다.

『어떤 사람이 상한병(傷寒病)을 얻어서 대변이 나오지 않고 아침 나절에 열이 나서 손으로 옷을 매만지며, 또 두 손으로 허공을 더듬으면서 눈이 바로 박히고 할딱거렸다. 이를 본 의원 모두 거들떠보지도 않았으니 이는 실로 나쁜 증후이다. 장중경이 비록 이러한 증후는 말하였으나 아무런 방법을 제시하지 않고, 다만 이르기를 「맥이 긴장된 자는 살고 맥이 풀어진 자는 죽는다」 하였다. 이제 시험삼아 구출하여 보려고 소승기탕을 주어 한 차례 복용시켰더니, 대변이 잘 나오고 모든 병이 점차 물러나 맥이 또 약간 뛰어 보름 만에 다 나았다.』

22

왕호고(王好古)의 ≪海藏書≫에는 다음과 같이 말하였다.

『어떤 사람이 상한에 걸려 발광하여 도망을 치려 하고 맥이 약하므로, 시호탕(柴胡湯)을 자주 썼으나 도리어 극심하여지기에, 인삼·황기·당귀·백출·진안·감초 등을 달여 한 차례 먹이니 광증이 없어지고, 두 차례 먹인 뒤에는 편안히 잠이 들어 병이 나았다.』

23

≪醫學綱目≫에는 다음과 같은 말이 있다.

『일찍이 옷을 매만지고 침상을 더듬는 환자 몇 사람을 치료하였는데, 모두 기혈을 크게 도울 약을 썼던바 오직 한 사람만 눈이 움직이고 맥이 뛰기에, 곧 보약에 계지(桂枝)를 조금 가미하였더니 맥이 융화되어 병이 나았다.』

24

성무기(成無己)의 ≪明理論≫에는 다음과 같은 말이 있다.

『열은 양명병에 속하는만큼 반드시 아침 나절에 발작된다. 양명병은 밥통이 찬 것인바, 밥통이 메면 헛소리를 하고 수족에 찝찔한 땀이 날 것이니, 이것은 대변이 이미 굳은 것이다. 헛소리를 하고 열이 나는 자에게 승기탕을 써서 내리게 할 것이요, 열이 나도 얼굴이 붉지 않는 자에게는 쓰지 않는다.』

25

주진형(朱震亨)의 ≪丹溪心法≫에는 다음과 같이 말하였다.

『상한양증(傷寒陽症)에 걸려서 혼혼침침하여 죽을 경지에 이르러서 일체 위급할 때, 인삼 1냥을 물에 달여서 한 차례에 다 복용하면 땀이 콧등에 방울진다.』

26

나는 이렇게 생각한다.

『위에서 논한 것은 모두 장중경의 대승기탕(大承氣湯)으로부터 작용된 것인데, 이는 가히 쓰고 못 쓸 증후를 알기 어렵기 때문에 의혹이 심해지다 보니, 비로소 장중경의 말을 믿을 수 없음을 알았다. 장중경의 대승기탕은 애당초 사람을 죽일 약이기는 하나, 사람을 살리는 약은 아닌만큼 대승기탕은 거론할 것도 없을 것이요, 밥통이 메고 발광하는 증후에는 마땅히 파두(巴豆)의 온낱을 쓰거나, 혹은 독삼(獨蔘)이나 팔물탕(八物湯)을 쓰든지, 또는 먼저 파두를 쓴 뒤에 팔물군자탕을 써서 눌러야 한다.』

27

장중경은 다음과 같이 말하였다.

『양명병의 외증은 뜨거운 땀이 저절로 나오고, 오한

증은 없는 반면 뜨거움을 싫어한다.』

28

상한양명병(傷寒陽明病)은 저절로 땀이 난다. 소변이 자주 보이면 진액(津液)이 안에 메마르는 한편, 대변이 어렵고 지라는 오그라든다. 이에는 마인환(麻仁丸)을 써야 한다.

29

양명병은 저절로 땀이 난다. 소변이 잘 보이는 자는 진액이 안에서 메마른 것인만큼, 대변이 단단하여 내릴 수 없을 것이다. 이 증세에는 마땅히 밀도법(密導法)을 써서 통하여야 한다.

30

양명병에 뜨거운 땀이 많이 나는 자를 급히 내리려면 마땅히 대승기탕을 써야 한다.

31

이천의 ≪醫學入門≫에 다음과 같이 말하였다.
『땀이 많아 그치지 않는 것을 망양(亡陽)이라 한다. 만일 속이 결리고 가슴이 답답하고, 얼굴이 푸르고 살갗이 떨리는 자는 다스리기가 어려우나, 얼굴빛이 누르고 수족이 다사로운 자는 다스릴 수 있다. 무릇 땀이 그치지 않으면 진양(眞陽)이 다 없어지므로 망양이라 이른다. 그러면 그 몸이 반드시 싸늘하여 흔히 마비가 되고, 사지가 구급(拘急)될 때에는 계지부자탕(桂枝附子湯)을 써야 한다.』

32

일찍이 소음인인 11세 아이의 땀이 많은 망양병(亡陽病)을 다스렸는데, 이 아이의 괴로워하는 소증(素症)은 때로는 설사를 걱정하여서 밥을 먹을 때마다 땀이 흘러 얼굴에 가득하였다.

하루는 별안간에 머리가 아프고 열이 나고 땀이 저절로 나며 대변이 건조하였다. 이 아이의 소증은 설사를 걱정하였으므로 머리가 아프고 몸이 뜨겁고 변비가 생겼다. 땀이 나는 열증은 설사하는 한증에 위반된다 하여 조금도 관심하지 않고 심상히 황기·계지·백작약 등으로 다스리게 하였다.

그런 지 4,5일이 돼도 두통과 열이 낫지 않았다. 6일이 되던 날 아침에 그 증후를 살펴보니 대변이 건조한 지가 이미 4,5일이 되었다. 소변의 빛깔이 붉으며 두세 순갈에 지나지 않았고, 하루 밤낮 사이에 소변은 겨우 두세 차례밖에 안 보았다. 오한증도 없이 열이 나고, 땀이 나는 도수는 하루 밤낮 사이 서너 차례로 고르지 못하였다. 인중(人中)에 때로는 땀이 있다가 없다가 하고, 땀이 흐르면 얼굴과 몸을 적시니 증세가 좋지 못하였다. 이에 비로소 땀이 많은 망양증은 위험한 것임을 깨달았다.

급히 파두 한 낱을 쓰고, 이에 황기계지부자탕(黃芪

桂枝附子湯)을 달이는 데 부자 1돈쭝을 넣었다. 두 첩을 잇달아 복용하여 누르고는 그 시간이 끝나기 전에 대변이 통하고 소변이 조금 맑으면서 분량이 많아졌다.

그 이튿날이었다. 병을 얻은 지 7일 만이다. 어린아이는 부자를 너무 많이 쓰는 것이 우려되었으므로 황기계지부자탕 한 첩을 나누어서 복용시켰다.

그런 지 이틀 만에 그 아이의 망양증이 다시 발작되어 오한증은 없으면서 열이 나고 땀이 많았다. 소변은 메마르고 빛깔이 붉으며 대변이 메마르기를 전날과 같고, 얼굴이 푸르고 가끔 마른 기침을 하며 병세가 전날에 비해 더 한층 심하였다. 그날은 꼭 병을 얻은 지 9일째였고 때는 사시 말(巳時末)이었다.

급히 파두 한 낱을 쓰고 이내 인삼계지부자탕(人蔘桂枝附子湯)을 달이는 데 인삼 5돈쭝과 부자 2돈쭝을 넣어서 두 첩을 써서 눌렀더니, 날이 저물어 대변이 비로소 통하고 소변이 조금 많았으나 빛깔이 붉음은 마찬가지였다.

또 인삼계지부자탕을 쓰는 데 인삼 5돈쭝과 부자 2돈쭝을 넣어 한 첩을 복용시켰더니, 밤 이경(二更)에 이르러서 그 아이가 옆으로 누우면서 머리를 들지 못한 채 가래 한두 숟갈을 뱉고는 마른 기침이 그쳤다.

그 이튿날에 또 인삼계지탕을 쓰는 데 인삼 5돈쭝과 부자 2돈쭝을 넣어 세 첩을 쓰고, 죽 2,3순갈을 먹었다. 약을 쓴 뒤에는 반드시 몸이 식어 땀이 없고 소변이 조금 많고 대변도 통하였다.

 그 이튿날 또 이 방문으로써 두 첩과 죽 반 그릇을 먹었고, 또 그 이튿날에는 이 방문으로써 두 첩과 나머지 죽 반 그릇을 먹은 뒤에, 몸의 열이 식어 스스로 일어나 앉았는데 이날은 꼭 병을 얻은 지 12일 만이었다. 이렇게 3일 동안에 몸의 열이 식어 땀이 없어지고, 대변이 통하고 소변이 맑고 많은 것은 날마다 부자 2돈쭝을 넣은 약 두세 첩씩을 썼기 때문이다. 13일 만에는 일어나 뜰을 거닐었는데 머리는 쳐들었으나 얼굴을 젖히지 못하였다.

 전날 아이에게 부자를 지나치게 많이 쓴 것을 우려하여 황기계지부자탕을 쓰되, 부자 1돈쭝을 넣어 날마다 두 첩씩을 썼더니 7,8일이 되자 머리를 점차 젖힐 수는 있으나 얼굴에 부증이 생기게 되었다. 또 날마다 두 첩씩을 써서 7,8일이 되자 얼굴의 부증이 덜해졌다. 그 뒤에도 이 방문으로 날마다 두 첩을 쓰기로 하였다. 병을 얻은 지 전후 1개월이 넘었고, 부자를 쓴 것이 모두 8냥쭝이나 되었다.

33

 장중경은 다음과 같이 말하였다.

『양명병은 세 가지의 병증이 있다. 태양양명(太陽陽明)은 지라가 오그라든 것이요, 정양양명(正陽陽明)은 밥통이 멘 것이요, 소양양명(少陽陽明)은 땀이 나고 소변이 잘 보이기는 하나, 밥통 속이 건조하고 답답하여 대변 보기 어려운 것이다.』

31

나는 이렇게 생각한다.

『장중경의 이른바 양명병의 세 가지 중에, 첫째 「지라가 오그라든다」는 것은 저절로 땀이 나서 소변이 잘 나오는 증세요, 둘째 「밥통이 멘다」는 것은 대변이 메마른 증세이고, 셋째 「땀이 나고 소변을 곧잘 보면서도 밥통이 답답하다」는 것은 역시 밥통이 메는 증세를 이른 것이다. 그러면 그 실상에 있어 세 가지의 병이 아니라 두 가지뿐이다. 장중경의 이른바 「밥통이 오그라든다」는 것은 진액이 점차 말라져서 지라의 윤기가 차차 줄어듦을 이름이고, 「밥통이 메다」는 것은 진액이 벌써 말라져서 밥통의 전체가 건조하여 멤을 이른 것이다. 춘추전국·진·한 시대에는 의가는 그 단방(單方)으로써 경험하여 온 지 오랜 도중에 땀과 토함과 내리는 세 가지 방법이 성행했다. 태양병 표증(太陽病表症)이 이내 가시지 않을 때 혹은 마황탕(麻黃湯)·저령탕(猪苓湯)으로써 소변에 이롭게 하고, 혹은 승기탕(承氣湯)으로써 내리게 하던바, 승기탕으로 내려서 설사가 그치지 않는 증세가 생기기에, 마황탕·저령탕을 써서 땀을 내고 소변에 이롭게 한다면 밥통 속이 답답하고 메어서 대변이 메마른 증세가 생긴다. 장중경이 이를 발견하였는데, 지라가 줄어들어 땀이 나고 소변을 잘 보는 것은, 지라의 윤기가 점차 줄어들어 장차 밥통이 답답하여 멜 장본이 된다. 그러나 지라가 줄어드는 것은 지라 자체가 줄어드는 것이요, 밥통이 메는 것은 밥통 자체가 메는 것이니만큼, 어찌 그 병이 먼저 지라가 줄어든 뒤에 밥통이 메겠는가.』

35

밥통이 메고 지라가 줄어드는 두 가지의 병은 마치 저음증의 태음·소음병의 허실의 증상이 명백하게 다른 것과 같아서, 태양병의 표증이 오히려 남아 있을 때 벌써 두 갈래로 나뉘어 애당초부터 서로 합하지 못한다.

태양병 표증이 오히려 남아 있어서 그 사람이 미친 듯이 되는 것은 답답하게 미치는 첫 증세이고, 양명병으로서 밥통이 메어 대변을 보지 못하는 것은 답답하고 미치는 중간 증세이고, 양명병으로 열이 나고 헛소리를 하고 약간 헐떡거리면서 눈이 바로 박히는 것은 답답하고 미치는 말증(末症)이다.

태양병에 열이 나고, 오한증이 나면서 땀이 저절로 솟는 것은 망양의 첫 증세이고, 양명병에 오한증도 없이 도리어 뜨거움을 싫어하면서 땀이 저절로 나는 것은 망양의 중간 증세이고, 양명병에 열이 나고 땀이 많은 자는 망양의 말증이다.

대체로 답답하고 미치는 증세는 모두 몸에서 열이 나나 땀이 나지 않는 것이요, 망양증은 모두 몸에 열이 나면서 땀이 저절로 가시는 것이다.

36

 음증(陰症)으로서 입 속은 조화되면서도 배가 아프고 설사가 나는 것은 태음병이요, 입속이 조화롭지 못하여 배가 아프고 설사가 나는 것은 소음병이다.

 양증(陽症)으로서 땀이 나지 않으면서 머리가 아프고 몸에 열이 나는 것은 태양양명병의 답답하고 미치는 증세이고, 땀이 나면서 머리가 아프고 몸에 열이 나는 것은 태양양명병의 망양증이다.

 음병 중의 태음병과 양병 중의 답답하고 미치는 증세는 가벼운 수도 있고 중한 수도 있으며, 음증 중의 소음병과 양증의 망양병은 험한 증세도 있고 위태로운 증세도 있는데, 망양소음병은 처음 아플 때부터 이미 험한 증세인데 뒤를 이어 위태로운 증세가 된다.

37

 망양병의 증세는 다만 땀을 볼 뿐 아니라 반드시 소변의 많고 적음을 볼 것이다. 만일 소변이 맑고 잘 나오면서 땀이 저절로 나면 이는 지라가 오그라드는 병인만큼 험증이고, 소변이 붉고 메마르면서 땀이 저절로 흐르면 이는 양명병인데 열이 나서 뜨거운 땀이 많은 것인만큼 위증이다.

 그러나 소양인의 속에서 나는 열증과 태음인의 겉에서 나는 열증 역시 땀이 많고, 소변이 붉고 메마른 게 없지 않은바, 마땅히 살펴서 하여야 하고 약을 그릇 써서는 안 된다.

38

밥통이 메는 병은 처음에는 땀도 나지 않고 오한증도 없이 다만 뜨거움을 싫어하면서, 그 병이 위태로운 경지에 이르면 오슬오슬 약간 추우면서 열이 나고, 찝찔한 가는 땀이 비치는데, 열이 나는 것은 바깥 한기가 발작하는 힘의 길이 메말라서이니 이는 밥통이 마르는 조짐이다.

지라가 오그라드는 병은 처음에는 몸이 뜨겁고 땀이 저절로 나고 오한증은 없으며, 그 병이 위태로운 경지에 이르면 열이 나고 땀이 많고 오한증이 난다. 열이 나고 땀이 나고 오한증이 생기는 것은 열기가 지탱할 기세가 이미 다했기 때문으로 이는 지라가 끊어질 병후이다.

39

장중경은 다음과 같이 말하였다.

『궐음증(厥陰症)은 손발이 싸늘하고 아랫배가 아프고 땡땡하며, 고환이 오그라들고 맥은 가늘어 끊어지고자 하는 것이니 당귀사역탕(當歸四逆湯)을 써야 한다.』

40

대개 궐(厥)이란 음양의 기운이 서로 조화되지 못하여 생기므로 궐은 손발이 싸늘하다.

41

상한병을 얻은 지 6,7일에 척촌맥(尺寸脈)이 가늘고 느린 자는 궐음을 받은 병이다. 그 증세는 아랫배가 땡땡하면서 고환이 오그라들므로 마땅히 승기탕(承氣湯)을 써서 내려야 한다.

42

6,7일 만에 맥이 번거럽고 구금(口噤)이 되어 말을 하지 못하게 된다. 조급하고 부산하게 구는 것은 반드시 풀리려는 것이다.

43

주굉(朱肱)의 ≪活人書≫에는 다음과 같이 말하였다.
『궐이란 수족이 싸늘한 것을 말한다. 손가락과 발가락·머리가 약간 싸늘한 것은 청(淸)이라 이른다. 이 병은 경음(輕陰)이 되는바, 궐의 병에 처음 걸린 자는 문득 사지가 궐랭(厥冷)하고 맥이 가라앉고 미미하여 자주 뛰지 않고 발에는 쥐가 잘 난다.』

44

상한(傷寒)에 걸린 지 6,7일이 되어 번만증이 생기고, 고환이 오그라들고 척촌맥이 함께 미미하고 느린 자는, 발이 싸늘하여 음경에 병이 날 것이다.

그 맥이 약간 뜨면 병이 나으려는 것이요 뜨지 않으면 낫기 어렵다. 맥이 뜨고 느린 자는 반드시 고환이 오그라들지 않고, 바깥 증세가 반드시 열이 나고 오한증이 나면 이는 병이 나으려는 것이다.

이에는 계마각반탕(桂麻各半湯)을 써야 한다.

만일 척촌맥이 다 가라앉고 짧으면 반드시 고환이 오

그라들고, 독한 기운이 배로 들어 승기탕을 써야 할 것이니, 재빨리 승기탕을 쓰면 가히 오생일사(五生一死)는 보전한다.

그런 지 또 6,7일을 지나서 맥이 약간이라도 뛰는 자는 좋은 운이 돌 것이요, 물은 오르고 불은 내려 한열이 나면서 구슬 같은 땀이 흐른다.

45

모든 손발이 싸늘함은 모두 궐음증에 속하느니만큼 땀을 내고 기운을 내릴 수는 없다. 반드시 땀을 내야 하고 기운을 내려야 한다는 것은, 수족이 비록 싸늘할 때라도 더러는 따뜻할 때가 있어서, 수족의 장심(掌心)이 따뜻한 것은 진성(眞性) 궐역은 아닌만큼 마땅히 조화를 하여야 한다.

46

이천(李梴)은 다음과 같이 말하였다.

『혀가 말리고 궐역이 나서 싸늘한 기운이 팔과 무릎을 지나치고 아랫배가 당기고 아플 때에는, 삼미삼유탕(三味蔘萸湯)과 사순탕(四順湯)을 써야 한다. 고환이 오그라들고 수족이 잠시 싸늘하다가 또 따뜻해지면서 속이 땡땡한 자는 승기탕을 써야 한다.』

47

나는 이렇게 생각한다.

『장중경의 이른바 궐음병은 처음에는 배가 아프고 설

사가 나는 증세가 없다가, 6,7일 만에 별안간 마비가 되어 수족이 곧 싸늘하여지는데 이는 음증의 유가 아니다. 이것은 곧 소음인이 태양병에 걸려서 바람에 상하여 오한증이 나면서 열이 나고 땀이 저절로 나는 증세이다. 정(正)과 사(邪)가 서로 버틴 지 오래이면 마땅히 풀어져야 하겠으나, 끝까지 풀리지 않고 이런 증세로 변한 것이다. 이 증세는 마땅히 태양병 궐음증이라고 일러야 한다. 이 증세에는 반드시 당귀사역탕(當歸四逆湯)·계마각반탕(桂麻各半湯)을 쓸 것 없이, 마땅히 삼유탕(蔘萸湯)·삼오수유탕(蔘吳茱萸湯)·독삼팔물탕(獨蔘八物湯) 등을 써야 할 것이며, 대승기탕(大承氣湯)을 쓸 것 없이 마땅히 파두를 써야 한다.』

48

무릇 소음인은 외감병(外感病)에 걸린 지 6,7일 만에 땀을 내어 풀지 못하여 죽는 자는 모두 궐음병에 죽는 것이다.

이에는 4,5일 만에 그 병세를 살펴서 황기계지탕·팔물군자탕을 서너너덧 첩을 써서 예방하는 것이 좋다.

49

주굉은 다음과 같이 말하였다.

『궐음병에 소갈증(消渴症)의 기운이 위로 염통을 찌르면, 염통이 아프고 뜨거워서 배가 고파도 먹고 싶지 않고, 먹으면 희충을 토하게 된다.』

50

공신(龔信)은 다음과 같이 말하였다.

『상한병에 회충을 토하는 자는 비록 큰 열이 있더라도 차가운 약을 내려서는 안 된다. 만일 범하면 반드시 죽는다. 대개 밥통 중에 차가운 기운이 있으면 회충이 불안하여 가슴으로 올라오는데, 이는 크게 흉한 징조이다. 급히 이중탕(理中湯)을 써야 한다.』

51

나는 이렇게 생각한다.

『이런 증세에는 이중탕을 날마다 서너 차례 쓰고, 또 연일하여 쓰되 혹은 거기다가 진피(陳皮)·관계(官桂)·백하수오(白何首烏)를 가미하면 좋다.』

52

중병과 위태로운 증세에는 약을 서너 차례 쓰지 않고는 약의 힘이 굳세지 못하다. 또 약을 연일하여 쓰지 않으면 병은 조금 나을 무렵에 다시 도지고 또한 병이 나아서도 쾌하지 않다.

약을 연일하여 쓰는 자는 혹은 하루에 두 차례 먹기도 하고, 혹은 하루에 한 차례 먹기도 하려니와 혹은 하루에 세 차례씩 먹기도 한다.

혹은 2,3일 계속하여 먹기도 하고 혹은 5,6일 계속하여 먹기도 하려니와, 혹은 수십일 계속하여 먹어서 그 병세를 살펴서 조화를 보아야 한다.

Ⅲ 少陰人胃受寒裏寒病論

1

장중경은 다음과 같이 말하였다.
『태음증은 배가 부르면서 토하고 먹을 것이 내려가기 전에 저절로 설사가 더욱 심하고 때로는 배가 스스로 아프기도 하다.』

2

배가 부를 때에 아픔과 토함과 설사가 그치지 않는 것은 태음병이 되는 것인바, 사역탕(四逆湯)·이중탕(理中湯)이 적당하며, 배가 불러 꺼지지 않으면 꺼질 것은 바라기 어려우며, 이때는 대승기탕(大承氣湯)을 써야 한다.

3

상한이 저절로 설사가 나되 그치지 않는 자는 태음에 속하는 것인바, 그는 장에 차가움이 있기 때문이다. 따뜻하게 하는 것이 좋으므로 사역탕을 써야 한다.

4

태음증은 배가 아파서 저절로 설사가 나서 그치지 않는 자에게는 이중탕·이중환(理中丸)을 써야 한다. 사순이중탕(四順理中湯)과 환(丸)도 좋다.

5

나는 이렇게 생각한다.

『이와 같은 증세들에는 마땅히 이중탕·사순이중탕·사역탕 등을 써야 하겠으나, 옛 방문(方文)은 초창기에 이루어졌으므로 약력(藥力)이 갖추어지지 못하였다. 이러한 증세에는 백하오부자이중탕을 써서 배가 부른 것이 꺼지지 않는다면 꺼질 것을 바라지 못하는 것은 고랭(痼冷)과 적체가 있기 때문이다. 이에는 마땅히 파두를 쓰고 대승기탕을 써서는 안 된다.』

6

장중경은 다음과 같이 말하였다.

『병은 음에서 났으나 도리어 내려서 곧 속이 결리고 구토하여 열이 나는 자가, 만일 속이 답답하면서도 아프지 않은 것은 이것이 속결되는 병이 되는 것인바, 반하사심탕(半夏瀉心湯)을 써야 한다. 밥통이 허하여 기운이 거슬리는 자도 역시 이 약을 써야 한다.』

7

병 증세가 내린 뒤에 설사가 하루에 몇십 번이나 나서 음식이 소화되지 않고 배가 부글부글 끓고, 염통 밑이 결리고 딱딱하여 구토가 나고, 속이 답답한 것은 열기가 맺힌 것이나. 이는 밥통 속이 비어서 객기(客氣)가 위로 거슬러오르기 때문이다. 이에는 감초사심탕(甘草瀉心湯)을 써야 한다.

8

 태음증에 설사는 나고 음식은 소화되지 않을 때 만일 땀을 내면 반드시 포만증이 생길 것이요, 땀을 낸 뒤 배가 포만할 때에는 마땅히 후박반하탕(厚朴半夏湯)을 써야 한다.

9

 땀으로 풀어낸 뒤에 밥통이 편치 못하고, 염통 밑이 결리고 딱딱하며, 겨드랑 밑에 물기가 돌고, 뱃속이 부글부글 끓어오르면서 설사가 나는 자에게는 생강사심탕(生薑瀉心湯)을 써야 한다.

10

 상한병에 설사가 나고, 염통 밑이 결리고 딱딱할 때에는 사심탕(瀉心湯)을 쓴 뒤에 다른 약으로 내려도, 설사가 더욱 심할 때에는 적석지우여량탕(赤石脂禹餘糧湯)을 써야 한다.

11

 나는 이렇게 생각한다.

 『병이 음(陰)에서 났으나 도리어 내린다는 것은 밥통이 약한 데에는 발작되었음을 이름이다. 마땅히 곽향정기산(藿香正氣散)을 써야 할 것임에도 불구하고 도리어 대황을 써서 내림을 이른다. 마황과 대황은 태음인에 해당하는 약이요 소음인에 알맞은 약은 아니다. 소음인의 병은 안팎을 논할 것 없이 마황과 대황으로써 땀을 내기도 하고 기운을 내리기도 함은 애당초부터 논할 것도 없다. 소음인의 병에 설사가 나고 음식이 소화되지 않는 자는 쌓였던 체증이 저절로 풀어지는 것이며, 태음증은 설사가 나고 소화되지 않는 자에게는 마땅히 곽향정기산·향사양위탕(香砂養胃湯)·강구관중탕(薑求寬中湯) 등을 써서 밥통을 따뜻하게 하여 음(陰)을 내릴 것이나, 소음증은 설사가 나고 음식이 소화되지 않는 자에게는 마땅히 관계부자이중탕(官桂附子理中湯)을 써서 지라를 도와 음을 내린다.』

12

곽향정기산·향사육군자탕(香砂六君子湯)·관중탕(寬中湯)·소합원(蘇合元) 등은 모두 장중경의 사심탕의 변제(變劑)이다. 이는 이른바 남(藍)보다 더 푸른 것이 남에서 나왔다는 것이다.

아아, 푸른 것이 비록 스스로 푸르기는 하지만, 만약에 남이 없었더라면 푸른 것이 어찌 저절로 푸를 수 있겠는가.

13

장중경은 다음과 같이 말하였다.

『상한(傷寒) 음독(陰毒)의 병은 얼굴이 푸르고 몸이 아프기를 매를 맞은 듯하여, 5일째 나는 것은 고칠 수 있겠으나 7일째 나는 것은 고치기 어렵다.』

14

이천은 다음과 같이 말하였다.

『삼음병(三陰病)이 깊어지면 반드시 음독이 된다. 그 증세는 사지가 싸늘하여지고 토사가 그치지 않으며, 잠자코 누웠다가도 심하면 목이 아프고 당나귀 소리를 지른다. 더욱이 또 머리에 땀이 흐르면서 아프고, 눈동자가 아파 햇빛을 싫어하고, 얼굴과 입술과 손톱이 푸르락 검으락 하고, 온몸이 매를 맞은 듯싶으며, 또 이 증세는 얼굴빛이 푸르락 희락 검으락 하고 졸음이 많다.』

15

나는 이렇게 생각한다.

『이와 같은 증세는 마땅히 인삼계피탕(人蔘桂皮湯)·인삼부자이중탕(人蔘附子理中湯)을 써야 한다.』

16

장중경은 다음과 같이 말하였다.

『상한이 바로 음경(陰經)에 맞았을 때에는 처음에는 두통도 없고 신열도 없고, 조갈증도 없이 오한증이 난다. 누우면 몸이 무거워서 졸음이 오고, 입술이 푸르고 몸이 싸늘하고, 맥이 미미하여 끊어지려 하고 혹은 맥이 뛰지 않는다. 이에는 사역탕(四逆湯)을 써야 한다. 사역이란 사지가 역랭함을 이른다.』

17

나는 이렇게 말하고 싶다.

『일찍이 소음인이 바로 음경에 맞아서 건곽란(乾霍亂) 관격(關格)을 일으켰을 때 마침 중복의 절기였다. 소음인 한 사람이 그 얼굴 빛깔이 푸르락 희락 탄알처럼 둥근 것이 너덧 점이나 되고, 기거는 보통과 다름이 없으나, 방 안에 앉아서 벽에 기댔는데 온몸이 쓰러지고 힘이 없어서 다만 졸음만 오려 하였다. 나는 그에게 그 동안의 연유를 물었다. 그는「며칠 전에 설사를 했는데, 맑은 물이 한두 줄기가 나오더니 이내 그쳤는데, 이제까지 두 밤낮을 지났으나 별로 다른 일은 없었다」고 대답한다. 나는 또 그에게「무슨 음식을 먹었느냐」고 물었다.「보리밥을 먹었다」고 대답하기에, 급히 파두여의단(巴豆如意丹)을 쓴 지 반 시간쯤 되어서 담이 인중으로부터 나와서 얼굴에까지 이르고, 한두 차례 설사를 하였다. 그 설사를 살펴보니 푸른 물 가운데에 온갖 더러운 물질이 섞여서 나오고, 밤이 다하도록 설사 10여 줄기를 내렸다. 그 이튿날 아침부터 해가 저물 때까지 10여 번이나 설사를 하였는데, 말간 곡식이나 보리알이 모두 누른 콩알처럼 커졌었다. 그 병은 식체였으므로 3일 동안을 잇달아 곡식을 끊고는, 날마다 먹는 것은 다만 열과 냉에 이로울 것 한두 그릇을 먹었을 뿐이었다. 그 3일째 아침에 병자의 얼굴빛은 제대로 드러났으나, 온몸이 모두 싸늘하고 머리와 목덜미가 땅 위 두세 치쯤 낮게 숙여져 쳐들지 못하는데 병증은 다시금 무서웠다. 무료하기 짝이 없어 다시 자세히 검토를 하여보니, 병자의 수족과 방광과 허리와 배가 모두 얼음처럼 차갑고, 배꼽 밑 전체가 돌처럼 단단해지고, 가슴과 배의 상중원(上中元)에 열기가 치솟아 손을 쬐어서 뜨거울 정도로 참 가관이었다. 5일째 이르러 아침에 한 차례 맑은 거품을 토했는데, 그 중에는 여러 가지 곡식이 섞여 한 덩어리가 되어 나왔다. 이후 병세가 크게 호전되기에 이내 미음을 잇달아 두어 사발 마시게 하였다. 그 이튿날에는 이내 죽을 먹게 하였다. 이 병은 궁촌에 있었으므로 밥통을 따습게 하여 화해할 약을 쓰지 못하였기 때문이다. 그 뒤에 또 소음인 하나가 날마다 설사를 두어 차례 한 뒤에 이내 말간 물이 내리고 온 배에 부종이 났었다. 처음에는 계부곽진이중탕(桂附藿陳理中湯)을 쓰는데 인삼은 곱절 쓰고, 관계 2돈쭝, 부자 2돈 혹은 1돈쭝을 넣어서 날마다 네 차례를 썼다. 며칠 뒤에는 날마다 세 차례씩 복용하여 10여 일 뒤에 드디어 설사가 나서 3일 동안 3,40번을 한 뒤에 부종이 크게 감세되었다. 또 소음인 작은 아이 하나가 설사를 하는데, 푸른 물이 내리고 얼굴빛이 검푸르고, 기운이 가라앉아 졸음이 드는 것 같기에 독삼탕(獨蔘湯)을 쓰는데, 생강 2돈쭝, 진피 1돈쭝, 사인 1돈쭝을 가미하여 날마다 3,4차례를 쓰고, 며칠 뒤에는 설사 10여 번을 치르고는 크게 땀을 흘려 화해를 하였다. 대개 소음인의 곽란 관격병은 인중에 땀이 나면 비로소 위태함을 면하는 것이요, 먹은 것이 체하여 많이 싸는 것은 그 다음의 위태함을 면한 것이요, 저절로 능히 토하는 자는 쾌히 위태함을 면하는 것이다. 죽 먹기는 금하지만 열과 냉에 해롭지 않는 것이나 또는 미음을 먹게 하여, 정기(正氣)를 붙들고 사기(邪氣)를 억누르는 양방(良方)이었다. 묵은 체증이 오래 된 자가 열과 냉에 해롭지 않은 것을 얻어서 열기를 타서 온기가 더하여지면, 소화가 음식과 다름이 없어서 비록 2,3,4일을 안 먹어도 반드시 염려할 필요가 없다.』

18

장중경은 다음과 같이 마하였다.
『소음인의 병맥(病脈)은 미세하므로 다만 졸음이 올 뿐이다.』

19

상한에 토하려 하여도 토해지지 않고 가슴속이, 답답하여 졸고자 한 지 5,6일이 된 뒤에 저절로 설사가 나면서 소갈증(消渴症)이 나는 자는, 소음에 속한 것으로서 소변 빛깔이 희게 된다. 이에는 사역탕을 써야 한다.

20

소음병에 몸이 아프고, 수족이 차갑고 골절이 아프고, 맥이 잠긴 자는 부자탕(附子湯)을 써야 한다.

21

설사를 할 때 배가 부르고 온몸이 아프면, 먼저 속을

따뜻하게 한 뒤에 바깥을 두드려야 한다. 속을 따뜻이 하는 것에는 사역탕이 알맞고, 바깥을 치는 데에는 계지탕(桂枝湯)이 알맞다.

22

나는 다음과 같이 생각한다.

『위와 같은 증세에는 마땅히 관계부자이중탕(官桂附子理中湯)을 써야 한다.』

23

장중경은 다음과 같이 말하였다.

『소음병에 처음 걸렸을 때 도리어 열이 나고, 맥이 잠긴 자는 마황부자세신탕(麻黃附子細辛湯)을 써야 한다.』

24

소음병에 걸린 지 하루 이틀 만에 입 안이 조화롭고, 등이 오싹하게 오한이 나는 데에는 부자탕을 써야 한다.

25

소음병이 나서 2,3일이 되면 마황부자감초탕(麻黃附子甘草湯)을 써서 좀 발작시켜야 한다. 이 병이 난 지 겨우 2,3일 되어 아무런 증세가 없으므로 약간 땀을 내는 것이다. 증세가 없다는 것은 토하고 싸는 궐증이 없음을 이른다.

26

어떤 사람이 설사하고 맥이 잠기고 더디었다. 그는 얼굴이 약간 붉으면서 땀이 좀 나고, 설사하면 반드시 가슴 속이 답답할 것이다. 이는 땀이 나야 병이 풀리게 된다. 병자는 반드시 약간 궐증이 난다. 그 까닭은 얼굴은 양기를 띠고 아래가 허한 까닭이다.

27

소음병은 맥이 가늘고 잠기어 병이 속에 있으므로 땀을 내지 못한다. 소음병은 다만 궐병에 땀이 없는 것을 억지로 발작하면 반드시 그 피를 동한다. 혹은 입과 코로 혹은 눈으로부터 나오는 것은 아래는 궐기가 나고 위에는 소갈증이 난 것을 섞어 다스려야 한다.

28

나는 이렇게 생각한다.

『장중경의 이른바 태음병과 소음병은 모두 소음인의 밥통이 허약하여 설사가 나는 증세인데, 태음병의 설사는 중증 중의 평증이요, 소음병의 설사는 위증 중의 험증이거늘, 사람들은 다만 설사는 같은 증세인 줄 알고 쉽게 꾀할 수 있다고 생각하였다. 소음병의 설사는 허술히 다루면 반드시 죽음을 면치 못한다. 대개 태음병의 설사는 대장의 설사요 소음병의 설사는 밥통 중의 설사였고, 태음병의 설사는 따뜻한 기운이 차가운 기운을 쫓아 내려는 설사이고, 소음병의 설사는 차가운 기운이 따뜻한 기운을 협박하는 설사임을 알아야 한다.』

29

소음병이 저절로 나을 때는 얼굴이 약간 붉고 몸에 가는 땀이 나면, 반드시 가슴 속이 답답하고 땀이 난 뒤에 풀리게 된다. 그러므로, 옛 사람이 이를 보고 소음병에 다만 궐증이 나고 땀이 없는 자에게는 역시 마황으로 저절로 나을 것을 억지로 발작시켜, 도리어 그 피를 동하여 피가 입과 코로 나왔으므로 이에 처음 계구(戒懼)를 갖는 것이다.

대체 소음병에는 감히 경솔히 마황을 쓰지 못한다. 소음병이 처음 발작된 지 1,2일이나 2,3일 만인 초증(初症)에는, 마황부자감초탕(麻黃附子甘草湯)을 써서 약간 발작시킨다. 그러나 마황은 소음병에는 해로운 약이 되는만큼 비록 2,3일째 나는 첫 증세라도 반드시 마황을 써서 발작시킬 수는 없다. 이런 증세에는 마땅히 관계부자이중탕(官桂附子理中湯)을 쓰거나 혹은 계지로써 관계를 바꾸기도 한다.

30

소음병은 초증이 이내 험한 증세로 변하고 계속하여 위증이 된다. 이런 병의 초증은 일찍이 분변하여 조치를 하지 못하면 위경에 빠진다. 무릇 배앓이에 설사가 나고, 입이 마르지 않고 입 안이 조화가 되는 자는 태음병이 되고 배앓이를 하면서 설사하고, 입이 마르며 입 안이 불화한 자는 소음병이 된다. 소음병에는 몸이 아픈 것도 있고 골절이 아픈 표증이 있는데, 이는 실로 안팎이 모두 병이 들어 대장의 한기를 이기고 내린다.

31

장중경은 다음과 같이 말하였다.
『소음병에 설사가 나고 새파란 물이 내리며, 염통 밑이 아프고 입이 마르는 자는 대승기탕(大承氣湯)을 써야 한다.』

32

주굉은 다음과 같이 말하였다.
『소음병에 입이 마르고 목이 마르는 데에는 마땅히 급히 내려야 할 것인바 양명병이 아니면 마땅히 내려서 늦추는 것이 좋다.』

33

이고의 ≪東垣書≫에는 다음과 같이 말하였다.
『소음증 구중변(少陰症口中辨)은 입 안이 화(和)한 자는 마땅히 따뜻하게 하고 입 안이 건조한 자는 마땅히 내려야 할 것이요, 소음증의 설사에 그 빛이 푸르지 않는 자에게는 마땅히 따뜻하게 해야 할 것이요, 빛이 푸른 자에게는 마땅히 내려야 한다.』

34

이천은 다음과 같이 말하였다.

『혀와 입이 메마르고 혹은 말간 물의 설사를 하고 헛소리를 하며, 대변이 막히는 자는 마땅히 소승기탕(小承氣湯)을 서야 할 것인 동시에, 입술이 파랗고 사지가 싸늘하고, 손톱과 발톱이 검푸른 자에게는 마땅히 강부탕(薑附湯)을 써야 한다.』

35

나는 이렇게 생각한다.

『설사에 푸른 물을 싸는 자를 치료코자 한다면 마땅히 파두를 쓸 것이요, 따뜻하게 하고자 하면 마땅히 관계부자이중탕(官桂附子理中湯)을 쓸 것이요, 설사에 푸른 물을 싸다가 이내 대변이 막히는 자는 먼저 파두를 쓰고 뒤에 강구관중탕(薑求寬中湯)을 써야 한다.』

36

지난날 경험에, 10세가 된 소음인 아이가 무슨 걱정이 있어 기운을 손상시켰다. 그는 걱정이 있은 지 1,2일 지나면 반드시 배가 아프고 설사를 하였다. 이에는 백하오리중탕(白何烏理中湯) 서너 첩을 쓰고, 혹 심하면 부자이중탕 한두 첩을 쓰면 설사가 반드시 나았다. 어느날 별안간 아이가 걱정이 생겨 기운이 불편한 지 며칠이 되었기에, 미리 치료를 하기로 하고 다음에 백하오리중탕 두 첩을 썼는데 설사가 나서 푸른 물이 내렸다. 이에 잇달아서 그 약 여섯 첩을 썼으나 푸른 물이 그치지 않기에, 급히 부자이중탕 여섯 첩을 썼더니 푸른 물이 검은 물로 변하였다. 또 그 약 두 첩을 쓴 후 검은 물 설사도 그치고 또 두세 첩으로 조리를 하였다.

 이로써 미루어 본다면 푸른 물 설사를 하는 자는 병자가 곽란 관격이 있은 뒤에 이 증세가 나타나는 것을 알았다.

 이런 증세에는 마땅히 파두를 써서 쌓인 체증과 고질적인 냉기를 깨쳐야 할 것은 의심 없는 일이다.

 이 아이가 10세가 되던 섣달에 푸른 물 설사병을 얻고, 11세가 되던 봄 2월에 또 망양병을 얻게 되었다.

37

 주굉은 다음과 같이 말하였다.

 『조울증(燥鬱症)이 잠시도 진정하지 못하고 궐증에 걸린 자는 장궐(藏厥)이 된다.』

38

 이천은 다음과 같이 말하였다.

 『장궐이란 조울증이 나서 쉴 사이가 없이 열이 난 지 7,8일이 되면 맥이 가늘고 살갗이 차가우면서 메마르고, 혹은 토하고 싸서 잠시도 편안할 겨를이 없는 것인데 이는 궐음 직장의 기운이 끊어졌기 때문이다. 그러므로 이를 장궐이라 일컫는다. 이에 대하여 장중경은 치료할 방법이 없었으므로 사역탕을 식혀서 마시게 하였다. 또 소음병으로 궐증이 생겨서 토하고 싸면서 조울증이 나는 자도, 역시 다스릴 수 없으므로 삼매삼유탕(三昧蔘萸湯)을 써서 구하였다.』

39

나는 이렇게 생각한다.

『소음인은 좋아하는 마음이 일정치 않으면서 계획이 궁하고 힘이 꺾이면 가슴 속이 답답하다. 소음병 상한에 토하려 하면서도 토해지지 않고 가슴만 답답하여 다만 졸음이 오려는 자가 있으니 이것이 어찌 계획이 궁하고 힘이 꺾인 자의 병이 아니겠는가. 대체 무엇을 좋아함은 욕심이 있는 것인데 무슨 까닭으로 계획이 궁하고 힘이 꺾이는 경지에 이르러 이런 소음병을 얻었겠는가. 어찌 일찍이 군자의 너그럽고 평화로운 마음을 쓰지 않았던가. 그러나 상한 첫 증세에 토하려 하면서도 토해지지 않고 가슴 속이 답답하여 다만 졸음만을 생각하는 자에게는 일찍이 약을 쓰면 오히려 죽음을 면할 수 있다. 그 병의 조울증이 잠시도 진정되지 않고 궐증을 얻게 되면, 그 증세는 극도로 위급한 경지에 빠지게 될 것이니 어찌 가엾지 않겠는가. 이런 증세는 마땅히 삼유탕(蔘萸湯)·사역탕·관계부자이중탕·오수유부자이중탕(烏茱萸附子理中湯)을 써야 한다.』

40

주굉은 다음과 같이 말하였다.

『병자가 몸이 싸늘하고 맥이 잠기고 가늘어서, 속이 답답하면서도 물을 찾지 않는 것은 음이 성하여 양을 막은 것인바, 만일 물을 좋아하는 자라면 이 병이 아니다. 궐음병에 목이 말라서 물을 마시고자 하는 자는 조금씩 주면 병이 낫는다.』

41

성무기(成無己)는 다음과 같이 말하였다.

『답답함이란 가슴 속이 조울함을 이름이요, 조울이란 기운이 바깥으로 뜨거워서 메마름을 말함이다. 다만 답답하면서도 조울하진 않거나, 또는 먼저 답답하다가 다음에 조울한 것은 모두 다스릴 수 있겠으나, 다만 조울하면서도 답답하지는 않거나 또는 먼저는 조울하고 뒤에는 답답한 것은 모두 치료할 수 없다. 먼저 조울하고 뒤에 답답하다는 것은 훌훌히 다시금 초조하고 번민이 생기는데 이는 음이 성하여 양을 막아 버리는 것인만큼, 비록 극도로 조울하여 진탕물 속이라도 눕고자 하나 다만 물이 입으로 들어가지 않는 것과 같다. 이 기운이 끊어지면서도 오히려 팔팔하여 마치 등불이 꺼지려 할 때 밝은 빛이 폭발하는 것과 같다.』

42

이천은 다음과 같이 말하였다.

『상한(傷寒)에 음이 성하여 양을 막아 버리는 그 증세는 몸이 싸늘하였다가 도리어 메말라서, 곧 몸을 우물 속으로 던지려는 기분이고, 입술은 푸르고 얼굴은 검고, 목이 말라 물을 마시고자 하다가도 바로 토한다.

대변은 저절로 검은 물이 쏟아지고, 여섯 맥이 잠기고 가늘기도 하려니와, 더러는 맥이 없어진 것은 음이 성하여 양을 막아 버리는 극도의 허증인데 이에는 벽력산(霹靂散)을 써야 한다. 또 궐역증(厥逆症)에 속이 답답하고 갑갑한 자는 다스리기 어렵다.』

43

나는 이렇게 생각한다.

『이 증세에는 관계부자이중탕(官桂附子理中湯)·오수유부자이중탕(吳茱萸附子理中湯)이나 또는 벽력산을 써야 한다.』

44

장궐(藏厥)이나 음이 성하여 양을 막는 병세는 비록 대동소이하나 모두 극도로 위태한 증세로서, 마치 털끝 하나를 가리운 듯싶으니 손을 대어도 미치지 못한다.

만일 이 병을 다스려야 할 것을 논한다면, 그 상책은 이 증세가 나타나기 전에 애초부터 관계부자이중탕이나 오수유부자이중탕을 써야 한다.

45

무릇 소음인이 처음 얻은 설사증을 살피려면, 마땅히 그 마음이 답답하고 아니한 것을 보아야 할 것이다. 마음이 답답하면 입이 말라서 입 속이 편치 못할 것임에 비하여, 마음이 답답하지 않으면 입이 마르지 않은 채 입 속이 편하다.

소음인의 위증을 살피려면 마땅히 조울증이 진정되고 진정되지 못하는 것을 보아야 할 것인바, 조울증이 진정되고 진정되지 못한 것을 살피려면 반드시 마음의 범위가 진정되는 여부를 점칠 것이다.

마음의 범위가 넉넉한 자는 마음이 진정됨과 동시에 조울증이 진정할 것이요, 마음의 범위가 어두운 자는 마음이 안정되지 못하는 한편 조울증 역시 진정되지 못할 것이다.

마음이 비록 어둡고 홀홀하더라도 오히려 잠깐 동안에 넉넉한 기미가 보이면 그 병은 다스릴 수 있으니, 이에는 생강과 부자를 쓰면 효과를 얻을 것이다.

46

무릇 소음인의 설사는 하루 3차례를 하면 1,2차례에 비하여 중한 증세요, 4,5차례를 하면 2,3차례에 비하여 중한 증세인데, 만일 하루 사이에 4차례를 한다면 이는 너무나 중한 증세일 것이다. 설사는 하루가 이틀보다 가볍고 이틀이 사날보다 가벼운데, 만일 사흘 동안을 잇달아서 한다면 이는 너무 중한 증세일 것이다. 소음인이 보통 한 달 사이에 2,3차례 설사를 한다면 병세가 가벼운 사람이라 이르기 어려울 것이요, 하룻동안에 마른 대변 3,4차례를 본다면 역시 병세가 가벼운 사람이라 이를 수 없을 것이다. 설사에 말간 곡식이 그대로 나오는 것은, 비록 하룻동안 몇십 차례 겪어도 입속이 반드시 건조하지 않으면서 냉기가 밖으로 풀릴 것이다.

 설사에 말간 물만 싸는 자는 그 뱃속에는 반드시 푸른 물이 있을 것이고, 만일 누런 물이 내린다면 이는 말간 물만이 아닌 더러운 물질이 섞여서 나올 것이다.

47

 장중경은 다음과 같이 말하였다.
『상한된 지 7,8일 만에 온몸이 치자 빛깔처럼 누르고, 소변이 불리하고 배가 약간 부른 것은 태음에 속하니, 인진호탕(茵蔯蒿湯)이 좋을 것이요. 상한에 머리에만 땀이 나고 다른 데는 땀이 없다면 소변이 불리하고 몸에는 누른 빛깔이 날 것이다.』

48

 이천은 다음과 같이 말하였다.
『기후에 따라서 유행되는 역질에는 누른 빛깔이 날 수 있는데 이를 일러 온황(瘟黃)이라 한다. 이 증세는 사람을 죽일 수 있는 것이니, 마땅히 급히 장달환(瘴疸丸)을 써야 할 것이다.』

49

 나는 이렇게 생각한다.
『위와 같은 증세에는 마땅히 인진귤피탕(茵蔯橘皮湯)·인진부자탕(茵蔯附子湯)·인진사역탕(茵蔯四逆湯)·장달환 등을 쓰거나 파두단(巴豆丹)을 써야 한다.

50

≪醫學綱目≫에는 다음과 같이 말하였다.

『다만 가슴이 결리고 큰 열이 없는 자는 수결(水結)이요, 땀이 머리에만 나는 자는 수결흉(水結胸)이라 부른다. 이에는 소반하탕(小半夏湯)을 주로 써야 한다.』

51

공신은 다음과 같이 말하였다.

『차가운 기운이 막혀 가슴이 맺히면서 열증이 없는 자에게는 삼물백산(三物白散)이 좋을 것이다.』

52

나는 이렇게 생각한다.

『위와 같은 증세에는 마땅히 계지반하생강탕(桂枝半夏生薑湯)·적백하오관중탕(赤白何烏寬中湯)·삼물백산 등을 쓰거나 파두단을 써야 한다.』

53

소양인의 염통 밑에 단단히 맺힌 것을 결흉병(結胸病)이라 하는데 그 병은 고칠 수 있다. 소음인의 염통 밑에 단단히 맺힌 것을 장결병이라 하는데 그 병은 다스리기 어렵다.

≪醫學綱目≫과 ≪醫鑑≫ 중에서 논급한 수결흉증(水結胸症)과 한실결흉증(寒實結胸症)에 관한 약은 모두 소음인의 태음병에 알맞는 것으로서, 장중경의 인진호탕(茵蔯蒿湯)을 쓰는 증세와 서로 같다. 이 병은 반드

시 염통 밑에 단단히 맺힌 것이 아니라, 곧 염통 밑에 기운이 막힌 것이라 생각된다.

장중경의 사심탕(瀉心湯)을 쓰는 병세는 상한에 설사가 나고 염통 밑이 단단하게 맺히고, 땀으로 푼 뒤에도 염통 밑이 결리는 것은 역시 모두 염통 밑 배꼽 위 가까운 곳에 무엇이 맺힌 것이요, 참으로 염통 밑이 결리는 것은 아닐 것이다. 소음인이 만일에 염통 밑 오른쪽 가까이 딱딱하게 결린다면 다스리기 어려울 것이다.

54

장중경은 다음과 같이 말하였다.

『병중에 결흉도 있고 장결도 있는데 그 상태는 어떠한 것이냐고 묻는다면, 만지면 아프면서 촌맥은 뜨고, 관맥은 잠기는 것을 결흉이라 하는 것이요 하고 대답할 것이다. 또 어째서 장결이라 부르느냐고 묻는다면, 가슴이 결리는 듯싶으나 음식은 예와 다름 없고, 때로는 설사를 하면서 촌맥은 뜨고 관맥은 가늘고 잠기는 것을 장결이라 이르는 것이요 하고 대답할 것이다. 혀 위에 끼인 백태가 매끄러운 것은 다스리기 어렵고, 사람 가슴 가운데 본디부터 맺힌 것이 배꼽 밑에 있다가 아랫배 또는 음근(陰筋)으로 들어가는 것을 장결이라 하는데, 이 증세는 죽게 된다.』

55

주굉은 다음과 같이 말하였다.

『장결증은 그 증세가 결흉증과 다름이 없이 음식은 보통때와 같고 혀 위에 백태가 끼는 것이다.』

이제 다음과 같은 노래로써 증명한다.

飮食如狀時下利
更加舌上白胎時
음식은 예나 같고 때로는 설사한다
다시금 혀 위에 백태가 끼일 때는

連臍腹痛引陰筋
此疾元來死不醫
배꼽까지 아프면서 음근(陰筋)을 당기는 것
이 병은 애당초에 다스리기 어려워라

56

나는 이렇게 생각한다.

『일찍이 소음인 하나가 염통 밑 오른쪽이 딱딱하게 마쳐서 백약이 효과가 없었다. 파두여의단(巴豆如意丹)을 썼으나 도리어 더하여 머리를 흔들면서 바람이 일었다가 그친 지 몇 달 만에 죽어 버렸다. 그 뒤에 또 소음인 하나가 이 증세를 얻었기에 파두단을 썼는데, 얼굴 위와 온몸에 땀이 나면서도 유독 윗입술 인중혈(人中穴) 좌우 언저리에 땀이 없더니, 이 사람 역시 한 해 만에 죽는 것을 보았다. 대체 소음인 염통 밑에 딱딱하게 마치는 자를 너덧 사람 보았는데, 혹은 반 년 또는 1년 동안에 침구와 여러 가지 약을 쓰지 않는 것이 없었으나, 모두 회생할 가망이 없었으니 이는 곧 장결증으로서 소음인의 병증이다.

57

장중경은 다음과 같이 말하였다.

『황달에 마땅히 18일 동안 기한을 잡아서 10일을 지나 낫게 될 무렵에 도리어 더한 것은 다스리기가 어려울 것이다. 그 병이 음부에서 생겼으면 반드시 구토를 할 것이요, 양부에서 생겼으면 반드시 오한을 하면서 열을 낼 것이다.』

58

모든 달증(疸症)에 소변이 누르고 붉은 자는 습열인 만큼 마땅히 습열로써 다스려야 할 것이다.

소변 빛깔이 희면서 열을 제거하지 못하는 자는 열이 없는 것인바, 만약에 허한증(虛寒症)이 생긴다면 마땅히 허로(虛勞)로 다스려야 할 것이다.

59

배가 똥똥하여지고 얼굴 살이 빠지고 누르며 조울증이 나서 잠을 자지 못할 것이다.

60

황달에는 해가 저물어갈 무렵에 마땅히 열이 나야 함에도 불구하고 도리어 오한증이 생기는 것은 여색의 과로에서 온다.

방광이 팽팽하고 아랫배가 땡땡하고, 온몸이 누르면

서도 이마 위가 검고, 발 밑에 열이 나서 이내 흑달로 변한다.

　배가 땡땡하고 대변이 검고 때로는 묽은 것은, 여색에의 과로이다. 그 중 배가 똥똥한 자는 치료하기가 어렵다.

61

　주굉은 다음과 같이 말하였다.

　『조울증이 나고 헐떡이고 구토를 하여 그치지 않는데에는 마땅히 인진귤피탕(茵蔯橘皮湯)을 써야 할 것이다. 어떤 사람이 상한이 되어 누른 빛깔이 나고 맥이 가늘고 약하며 몸이 차가워서 번갈아 약을 썼는데, 인진사역탕(茵蔯四逆湯)에 이르러 큰 효과를 거두었다. 어떤 사람은 상한에 누런 빛이 나고 맥이 잠기고 가늘어 힘이 없을 때 인진부자탕(茵蔯附子湯)을 써서 크게 효과를 얻었다.』

62

　≪醫學綱目≫에는 다음과 같이 말하였다.

　『습기 있는 사람의 황달은 빛깔이 어둡고 온몸이 아프지 않으며, 열기가 있는 사람의 황달은 귤빛과 같으면서 온몸이 아프다.』

63

　왕호고는 다음과 같이 말하였다.

　『무릇 병이 들어 마땅히 땀이 나야 할 때 땀이 나지

않고, 소변이 잘 나와야 할 때 시원치 않은 자는 역시 황달이 된다.』

64

주진형은 다음과 같이 말하였다.

『밥이 쌓여서 황달이 된 자는 그 밥은 내려가고 나머지는 쌓인다. 이에는 다만 소변을 시원하게 볼 것이니 소변이 시원하고 희면 황달은 저절로 물러갈 것이다.』

65

이천은 다음과 같이 말하였다.

『황달이 열흘 이상 지나서 배로 들어가 헐떡이고 포만하고, 조울하고 목마르고 얼굴이 검은 자는 죽는다.』

66

왕숙화의 ≪脈經≫에는 다음과 같이 말하였다.

『황달에 구맥(口脈)이 가깝고 손바닥에는 맥이 없고 입과 코가 싸늘하고 검은 빛깔이 나는 자는 모두 다스리기가 어려울 것이다.』

67

나는 이렇게 생각한다.

『음황은 곧 소음인의 병인바, 마땅히 주씨의 인진귤피탕(茵蔯橘皮湯)·인진사역탕(茵蔯四逆湯)을 써야 할 것이요, 여색의 과로에서 생긴 황달이나 또는 열기에서 생긴 황달 또는 소변이 잘 나오는 황달은 소음인의 병이 아니기도 하다. 나의 경험에 의하면 일찍이 한 번도 황달을 치료하여 본 일이 없었으므로 내용은 자세히 알 수 없으나, 비만과 황달과 부종은 같은 증세에서 나와서 다만 가볍고 중한 것이 있을 뿐이다. 만약에 소변을 시원하게 보면 건강·양강·진피·청피·향부자·익지인 등은 소음인의 소변에 이롭고, 형개·방풍·강활·독활·복령·택사 등은 소양인의 소변에 이롭다.』

Ⅳ 泛 論

1

나는 이렇게 생각한다. 열이 나고 오한증(惡寒症)이 생기는 것은 태양병이요, 열이 나면서도 오한증이 생기지 않는 것은 양명병(陽明病)이다.

태양병과 양명병에 열이 나는 것은 그 형태와 증세가 마찬가지이나, 오한이 나고 아니 나는 그 차이는 동떨어진 것이어서 양기의 진퇴와 강약은 마치 저 태산과 조그마한 언덕과 같다.

저절로 설사가 나서 그치지 않는 것은 태음병이요, 저절로 설사가 나면서 메마르는 것은 소음병이다.

태음병과 소음병의 형태와 증세는 같지만 마르고 안 마르는 차이는 동떨어진 것이어서, 냉기의 취산과 경중은 마치 저 운몽택(雲夢澤)과 조그마한 소(沼) 같을 것이다.

그러므로 곽향정기산(藿香正氣散)과 향사양위탕(香砂養胃湯)을 쓰고 증세는 평지의 준마를 달리는 병세였음에 비하여, 독삼팔물탕(獨蔘八物湯)과 계부이중탕(桂附理中湯)을 쓰고, 증세는 태행산(太行山)을 짧은 막대로 오르려는 병세이다.

만일에 소음인 한 사람으로 하여금 스스로 그의 병이

양명소음증(陽明少陰症)인 줄을 알고서, 태행산 험한 길이 두렵고 구출하기 쉽지 않은 줄을 알아서, 몸을 조심하여 병을 다스리되 두려워하고 삼가서, 길을 거니는 듯이 하여서 아득하지 않다면 그 병은 고칠 수 있을 것이다.

2

태양병에 땀이 나는 것은 열기가 한기를 물리쳐서 나는 땀이요, 양명병에 땀이 나는 것은 한기가 열기에 범접하여 나는 땀이다.

태음병의 설사는 온기가 냉기를 따르는 설사임에 비하여, 소음병의 설사는 냉기가 온기를 충돌하는 설사인 것이다.

3

소음인의 병에는 두 가지의 길증(吉症)이 있는데, 인중에 땀이 나는 것이 하나의 길증이요, 물을 마시는 것이 또 하나의 길증이다.

4

소음인의 병에 두 가지 급증이 있는데, 열이 나고 땀이 많은 것이 그 하나요, 설사에 말간 물을 싸는 것이 또 하나이다.

5

소음인 병에는 육대증(六大症)이 있는데, 첫째는 소

음병이요, 둘째는 양명병이요, 셋째는 태음병음독증(太陰病陰毒症)이요, 넷째는 태양병궐음증(太陽病厥陰症)이요, 다섯째는 태양병황달증(太陽病黃疸症)이요, 여섯째는 태양병가실위증(太陽病家實胃症)이다.

6

땀이 나고 열이 나면 병이 반드시 풀린다. 다만 열과 땀이 나고도 병이 점차 심하여지는 것은 양명병이다.

체증이 통하고 대소변이 순조로우면 병이 반드시 풀리는 것이다. 다만 체증이 터지고 대소변이 순조로우면서도 병이 점차 더한 것은 소음병이다.

양명병과 소음병은 사기(邪氣)가 정기에 범한 병인만큼 급히 약을 쓰지 않을 수 없다.

오한증에 땀이 나면 병은 반드시 다 풀린 것이지만, 오한증에 땀이 나고도 그 병이 반은 풀리고 다 풀리지 않은 것은 궐음증의 시초이다.

배가 아프고 설사가 나면 병은 반드시 다 풀린 것이지만, 배가 아프고 대소변이 순조로움에도 불구하고 그 병이 반은 풀리고 반은 풀리지 아니하는 것은 음독증(陰毒症)의 시초이다.

궐음병과 음독병은 정기와 사기가 서로 기울어지는 병인만큼 미리 약을 쓰지 않을 수 없다.

열이 나서 땀을 한 차례 흘린 뒤에 병이 곧 풀리는 것은 태양증의 경병(輕病)이요, 먹은 체기가 한 차례 내리면서 병이 곧 풀리는 것은 태음증의 경병인데, 태음병과 태양병의 경병에는 약을 쓰지 않는다 하더라도 저절로 나을 것이다.

열이 난 지 3일 만에 땀으로 풀리지 못한 것은 태양증의 중병이요, 먹은 체증이 3일 동안 트이지 않는 자는 태음증의 중병이다.

태양증과 태음증의 중병은 애당초 경증이 아닌만큼 약 2,3첩을 쓰면 역시 저절로 나을 것이다.

열이 난 지 6일 만에 땀으로 풀지 못하였거나, 먹은 체증이 6일 동안 트이지 못하는 것은 태양·태음증의 위가실황달증이다.

태양·태음증의 위가실황달증은 정기와 사기가 갇힌 병이므로 크게 약을 쓰지 않을 수 없다.

7

태양·태음병이 6,7일을 지나는 동안 급증 또는 중증이 될 수 있고 10일 이내에는 반드시 험증이 될 것이다.

양명병과 소음병은 애당초부터 이미 중증인 동시에 2,3일을 지나면 또한 험증으로 변할 수 있다.

그러므로 양명병과 소음병은 처음 시작될 때를 살피지 않을 수 없을 것이요, 태양·태음병은 4,5일 사이를 살피지 않을 수 없다.

8

태양·태음병은 병세가 느리면서 여러 날을 끌 수 있으므로 변증(變症)이 많을 것임에 비하여, 양명·소음병은 병세가 위급하여 여러 날을 끌 수 없으므로 변증이 적다.

대개 양명·소음병은 하루를 지나 이틀이 되면 약을 쓰지 않을 수 없을 것이요, 태양·태음병은 나흘을 지나 닷새에 이르면 약을 쓰지 않을 수 없다.

태양·태음병의 궐음과 음독은 모두 6,7일 경과하면 사경에 이를 것이므로 더욱 삼가지 않을 수 없다.

9

양명·태양병으로서 위급한 자에게는 독삼팔물탕(獨蔘八物湯)·보중익기탕(補中益氣湯)으로 풀어 줄 수 있으나, 병세가 위급할 때에는 만일에 날마다 서너 차례를 쓰거나, 또는 날마다 잇달아 쓰지 않으면 풀기 어려울 것이다.

소음·태음병으로서 위급한 자에게는 독삼부자이중탕(獨蔘附子理中湯)·계부곽진이중탕(桂附藿陳理中湯)으로 풀 수 있겠으나, 병세가 위급할 때에는 만약에 날마다 서너 차례나 또는 날마다 쓰지 않으면 풀기 어려울 것이다.

병세가 극도로 위급할 때에는 날마다 네 차례를 써야 하고, 병세가 반쯤 위급할 때에는 날마다 세 차례 써야 할 것이다.

그리하여도 병세가 감하지 않을 경우에는 날마다 두 차례씩 쓰고, 병세가 조금 감하면 이틀에 세 차례를 쓰되 하루는 한 번 또 하루는 두 번 써야 할 것이다.

병세가 크게 감하면 날마다 한 번 쓸 것이요, 또 크게 감할 때에는 2,3,4,5일을 건너 한 번씩 써야 할 것이다.

대개 병이 있으면 약을 써야 하고, 병이 없는 자는 약을 쓰지 말아야 할 것이며, 중병에는 중약을 써야 하겠지만, 경병에는 중약을 써서는 아니 될 것이다.

만일에 경병에 중약 쓰기를 즐기거나, 또는 병이 없는 자가 약 먹기를 좋아한다면 장기(臟氣)가 연약하여져서 더욱 병을 초래할 것이다.

10

고량진미(膏粱珍味)가 비록 입맛을 돕기는 하지만 늘 먹으면 맛이 없어지고, 양털 갖옷이 비록 따뜻하긴 하나 늘 입으면 싸늘하여진다.

고량과 양털 갖옷도 오히려 늘 먹고 입기에는 좋지 못하거늘 하물며 약임에랴.

만일에 늘 약을 먹는 것의 해로움을 말한다면 도리어 전혀 약을 먹지 않는 것보다 못하다.

대체 병이 있는 자가 명확하게 그 증세를 안다면 반드시 약을 먹지 않을 수 없거니와, 병이 없는 자는 비록 명확히 그 증세를 알았다 하더라도 반드시 약을 먹을 필요는 없다.

이는 세속 사람들이 아편담배·수은·산삼·녹용 등을 여러 차례 먹고는 그의 수명을 재촉하지 않는 자가 없음을 보아서 짐작할 것이다.

11

 소음인의 도헐에는 마땅히 독삼팔물탕(獨蔘八物湯)을 써야 하고, 인후통(咽喉痛)에는 마땅히 독삼관계이중탕(獨蔘官桂理中湯)을 써야 한다.

12

 일찍이 어떤 소음인의 음식을 보통때보다 배나 먹고 구미가 몹시 달가웠음에도 불구하고 한 달이 못 되어서 부종이 나서 죽는 것을 보았다.

 소음인이 음식이 지나치게 잘 소화되는 것은 곧 부종에 속하는 병으로 심한 위증이다. 급히 다스리지 않을 수 없으니 마땅히 궁귀총소이중탕(芎歸葱蘇理中湯)을 써야 한다.

13

 일찍이 소음인의 부종에 노루 간 일부를 끊어 회를 쳐서 한꺼번에 다 먹고 잇달아 다섯번을 썼더니 그 병에 곧 효과가 났다.

 또 소음인이 노루 간 일부를 먹었더니 안력(眼力)이 보통때보다 배나 되고 진기(眞氣)가 솟아올랐다.

 소양인의 허로병(虛勞病)에 노루 간 일부를 먹고서 피를 토하고 죽었다.

14

 일찍이 소음인의 부종에 어떤 의원이 가르치기를, 날마다 바다 소금 자연즙 반 숟갈을 먹게 하였더니 4,5일 만에 부종이 크게 감퇴되고 한 달 만에 영원히 완쾌되어 다시금 생기지 않았다.

15

일찍이 소음인의 인후통이 해를 지나도 낫지 않는 데에 어떤 의원이 금사주(金蛇酒)를 먹여서 곧 효과를 보았다.

금사주는 곧 금 빛깔에 누른 무늬의 뱀으로써 술을 빚은 것이다.

16

일찍이 소양인의 이질(痢疾)에 어떤 의원이 목덜미가 붉은 뱀을 달여 먹여서 곧 효과를 보았다. 그 목이 붉은 뱀의 머리를 떼고 꼬리를 자르고서 두 겹 명주 주머니 속에 넣고서, 약탕관 속에 별도로 가로장을 걸쳐 공중에 달아 그 주머니를 걸고, 물 다섯 사발을 부어 한 사발쯤 되게 하여 먹는 것이다.

두 겹 명주 주머니를 공중에 달고 달이는 것은 뱀의 뼈에 닿을까보아 그런 것이다. 뱀의 뼈에는 독이 있기 때문이다.

17

지난날 소음인의 이질에 어떤 의원이 마늘 세 개와 맑은 꿀 반 숟가락을 함께 달여서 사흘 동안을 써서 그 효과를 보곤 하였다.

18

일찍이 소음인의 유방 곁 갈비뼈 가까이 누창(漏瘡)이 생겨서 7,8개월을 지나도 창구가 아물지 않고 악즙(惡汁)이 늘 흘렀다.

어떤 의원이 산삼과 웅담 가루 각기 한 푼씩을 붙여서 곧 효과를 보았다.

또 소음인이 온몸에 창이 생겼다. 인삼 가루를 개서 붙이니 곧 효과가 났다.

19

일찍이 소음인의 유방 곁 갈비뼈 가까운 곳에 속 종기가 났다. 어떤 의원이 화침으로써 그 고름을 따내었다. 의원은 다음과 같이 말을 하였다.

『내종(內腫)의 바깥 증세는 오한증이 나고, 열이 나기를 마치 상한이 된 듯하면서 아픈 곳이 있는데, 그곳을 살펴서 명확히 고름이 있는 줄을 안다면 화침을 쓰지 않을 수 없을 것이다.』

20

일찍이 소음인의 등창에 어떤 의원이 화도(火刀)로써 창(瘡)을 쨌다. 의원은 다음과 같이 말하였다.

『화도로써 창을 째는 것은 마땅히 늦어서는 아니 된다. 만약 의심을 품고 때를 늦추어서 수술을 하지 않는다면 온 등이 딱딱하여 후회할 것이다.』

21

일찍이 소양인의 반신불수병에 어떤 의원이 철액수(鐵液水)를 먹여서 효과를 보았다.

22

일찍이 소음인인 소아의 복학병(腹瘧病)에 어떤 의원이 그 병이 장차 나으려는 이른 아침에 불에다 금정비(金頂砒)를 구워서 가늘게 가루를 만들어, 여섯 차례나 다스려서 생감초탕(生甘草湯)으로 타서 드리워 곧 효과를 보았다. 의원은 다음과 같이 말하였다.

『비상은 반드시 금정비라야 쓸 수 있고, 또 불에 구워야 쓸 수 있다. 반드시 여섯 차례 다스림을 지나칠 수도 없거니와, 여섯 차례 다스림을 못 미쳐도 아니 되는 것이다. 여섯 차례를 지나면 약의 독이 너무 지나치고 여섯 차례에 못 미치면 학질이 낫지 않는다. 이 약은 여러 차례 시험하여도 맞지 않을 때는 없었으나, 다만 한 번 써서 나은 뒤에 학질이 다시금 발작하는 자에게는 또 쓰면 그 병이 더욱 심하여 위경에 이를 것이다. 대개 이 약은 한 번 쓸 수는 있겠으나 두 번 쓰지는 못할 것이다.』

그 의원의 말을 듣고서 이치를 연구하여 보면 한 번 써서 학질이 다시 발작되지 않음은 모두 소음인 아이였고, 한 번 써서 나아도 다시금 발작됨은 모두 소음인 아이가 아니기 때문이다.

다만 소음인 아이의 복학이 다스리기 어려울 때는 이

약을 써야 하겠지마는, 보통 학질에는 반드시 이런 좋지 못한 약을 쓸 필요는 없을 것이다.

소음인의 보통 하룻거리 학질로서 오한증이 났을 때는 천궁계지탕(川芎桂枝湯) 두세 첩을 써도 낫지 않는다.

또 뱃속이 막혀서 대변이 굳으면서 학질이 발작하는 자에게는 파두를 쓰기도 한다.

23

백약이 모두 좋은 약이 아님은 아니로되 다만 소음인의 신비약(信砒藥)과 태양인의 조대약(笊帶藥)이 가장 나쁜 약이다.

어째서 그런고 하면, 소음인의 신비약은 모든 병에 써서 다 위태로운 동시에 다만 학질을 다스릴 수 있는 한 가지 힘이 있다 하나, 역시 유명무실하여서 위태한 염려가 없지 않는만큼, 계지・인삼・백작약을 서너 차례 써서 학질을 다스리는 것만 못할진대, 이것이 어찌 천하에 만 가지 해만 있고 쓸데없는 약이 아니겠는가.

태양인의 조대약은 모든 병에 써서 모두 위태로우면서, 다만 담(痰)이 막히는 데 다스리는 한 가지 힘이 있음에도 불구하고 역시 유명무실하여 위태로운 우려가 없지 않아, 길경・맥문동(麥門冬)・오미자를 서너 차례 써서 담을 다스리는 것보다 못할 바에는, 이것이 어찌 천하에 만 가지 해롭고 쓸 곳이 없는 약이 아니겠는가.

이 두 가지의 약은 바깥을 다스림에는 쓸 수 있겠으

나 내복약으로는 쓸 수 없다.

24

일찍이 소음인의 중기병(中氣病)에 혀가 말리어 말을 못하였는데, 어떤 의원이 합곡혈에다 침을 놓아서 그 효과가 신과 같았다.

그러나 그 나머지 병에 쓴 약이 속효를 거두지 못하고 침을 놓아서 속효를 본 것은 없지 않았다.

대개 침 구멍 역시 태음·태양과 소음·소양의 사상인(四象人)에 알맞는 구멍이 있는 한편, 반드시 오르고 내리며 느리고 재빠른 미묘한 것이 있으므로 이를 살피지 않을 수 없을 것이다.

이것으로써 삼가, 뒤 세상사람으로 근후한 덕을 가지고 사람 살리기를 좋아하는 자를 기다리려 한다.

V 張仲景傷寒論中少陰人病經驗設方藥二十三方

1
〈桂枝湯〉계지 3돈, 백작약 2돈, 감초 1돈, 생강 3쪽, 대추 2개

2
〈理中湯〉인삼 2돈, 백출 2돈, 건강 2돈, 구감초 1돈

3
〈薑附湯〉포건강 1냥, 포부자 1개(쪼개서 5푼)
　　위의 것을 물에 달여 먹는다. 생부자를 쓰면 이는 백통탕(白通湯)이라 한다.

4
〈四順理中湯〉인삼 2돈, 백출 2돈, 건강 2돈, 구감초 2돈

5
〈桂枝人蔘湯〉구감초 1돈 8푼, 계지 1돈 8푼, 백출 1돈 5푼, 인삼 1돈 5푼, 건강 1돈 5푼

6
〈四逆湯〉구감초 6돈, 포건강 5돈, 생부자 쪼개어 (1개 2첩을 물에 달여 쓴다).

7

〈厚朴半夏湯〉 후박 3돈, 인삼 1돈 5푼, 반하 1돈 5푼, 감초 7푼 5리, 생강 7쪽

8

〈半夏散〉 제반하 2돈, 구감초 2돈, 계피 2돈

9

〈赤石脂禹餘量湯〉 적석지 2돈 5푼, 우여량 2돈 5푼

10

〈附子湯〉 백미 4돈, 백작약 3돈, 백복령 3돈, 포부자 2돈, 인삼 2돈

11

〈麻黃附子細辛湯〉 마황 2돈, 세신 2돈, 포부자 1돈

12

〈麻黃附子甘草湯〉 마황 3돈, 감초 3돈, 포부자 1돈

13

〈當歸四逆湯〉 백작약 2돈, 당귀 2돈, 계지 1돈 5푼, 세신 1돈, 통초 1돈, 감초 1돈

14

〈半夏瀉心湯〉 제반하 2돈, 인삼 1돈 5푼, 감초 1돈 5푼, 감초 1돈 5푼, 황금 1돈 5푼, 건강 1돈, 황련 5푼, 생강 3쪽, 대추 2개

15

〈生薑瀉心湯〉생강 2돈, 반하 2돈, 인삼 1돈 5푼, 건강 1돈 5푼, 황련 1돈, 감초 1돈, 황금 5푼, 대추 3개

16

〈甘草瀉心湯〉감초 2돈, 건강 1돈 5푼, 황금 1돈 5푼, 제반하 1돈, 인삼 1돈, 대추 3개

17

〈茵陳蒿湯〉인진 1냥, 대황 5돈, 치자 2돈

먼저 인진을 달여서 반쯤이나 준 다음에 두 가지를 넣어 달여서 또 반쯤 준 뒤에 날마다 두 차례를 쓰면, 소변이 순조롭고 빛깔이 붉고 배가 점차 줄어들어 황달증이 소변을 따라 없어질 것이다.

18

〈抵當湯〉수질초(발·날개를 떪), 망충초(발·날개를 떪), 도인 10개(뾰족한 것을 둠), 대황증 3돈

19

〈桃仁承氣湯〉대황 3돈, 계심 2돈, 망초 2돈, 감초 1돈, 도인 10개(뾰족한 것을 둠)

20

〈麻仁丸〉대황증 4냥, 지실 2냥, 후박 2냥, 적작약

2냥, 마자인 1냥 5돈, 행인(1냥 2돈 5푼)

    이를 가루로 빻아 꿀에다 환을 만들어 오동 열매 크기만큼 하여 빈 속에 더운 물로 50알씩 먹는다.

21

〈蜜導法〉 노인이나 허한 사람으로서 약을 못 쓸 경우에는, 꿀에다 불에 태운 조각(皂角) 가루를 조금 타서 환을 만들어 항문에 넣으면 곧 통할 것이다.

22

〈大承氣湯〉 대황 4돈, 후박 2돈, 지실 2돈, 망초 2돈

    큰 잔으로 물을 두 번 담아 먼저 지실과 후박을 달이다가, 물이 한 잔쯤 되었을 때 대황을 넣어서 7분쯤 지나 찌꺼기를 버리고, 망초를 넣어서 다시 한 차례 끓여 따뜻할 때 먹는다.

23

〈小承氣湯〉 대황 4돈, 후박 1돈 5푼, 지실 1돈 5푼

    이를 쪼개어 한 첩을 지어 물에 달여 먹는다.

VI
宋元明三代醫家著述中少陰人病經驗行用要藥十三方巴豆藥六方

1

〈十全大補湯〉 인삼 1돈, 백출 1돈, 백작약 1돈, 구감초 1돈, 황기 1돈, 육계 1돈, 당귀 1돈, 천궁 1돈, 백복령 1돈, 숙지황 1돈, 생강 3쪽, 대추 2개

　이 방문은 왕호고의 ≪海藏書≫중 허로(虛勞)를 다스리는 것이다. 이제 다시 이 방문을 고치기로 한다. 마땅히 백복령과 숙지황을 버리고 사인(砂仁)과 진피를 넣어야 한다.

2

〈補中益氣湯〉 황기 1돈 5푼, 구감초 1돈, 인삼 1돈, 백출 1돈, 당귀 7푼, 진피 7푼, 승마 3푼, 시호 3푼, 생강 3쪽, 대추 2개

　이 방문은 이고(李杲)의 ≪東垣書≫중에서 나온 것이다. 노권·허약하여 신열이 나고 번민하여 스스로 권태증이 이르는 데 쓰는 것이다. 이제 상고하여 다시 방문을 고치기로 한다. 황기는 마땅히 3돈쭝을 쓸 것이요, 승마와

시호를 버리고 자곽(紫藿)과 소엽(蘇葉)을 써야 한다.

3

〈香砂六君子湯〉 향부자 1돈, 백출 1돈, 백복령 1돈, 반하 1돈, 진피 1돈, 후박 1돈, 백두구 1돈, 인삼 5푼, 감초 5푼, 목향 5푼, 축사(縮砂) 5푼, 익지인(益智仁) 5푼, 생강 3쪽, 대추 2개

이 방문은 공신의 ≪醫鑑≫중에서 나온 것이다. 음식 생각이 나지 않고, 먹어도 내리지 않으며, 먹은 뒤에 포만증이 나서 쓰러지는 증세를 다스린다. 이제 다시 이 방문을 고친다. 백복령을 버리고 백하수오를 넣어야 한다.

4

〈木香順氣散〉 오약 1돈, 향부자 1돈, 청피 1돈, 피진 1돈, 후박 1돈, 지각(枳角) 1돈, 반하 1돈, 목향 5푼, 축사 5푼, 계피 3푼, 건강 3푼, 구감초 3푼, 생강 3쪽, 대추 2개

이 방문은 공신의 ≪萬病回春≫중에서 뽑은 것이다. 중기병(中氣病)을 다스리는 것이다. 중기란 남과 서로 다투어서 대노 중에 기운이 거슬러 쓰러진 것을 이름이다. 먼저 강탕으로 구출한 뒤에 이 약을 써야 한다.

5

〈蘇合香元〉 백출 2냥, 목향 2냥, 침향(沉香) 2냥, 사

향 2냥, 정향 2냥, 안식향(安息香) 2냥, 백단향 2냥, 가자피향 2냥, 부자 2냥, 필발(蓽撥) 2냥, 서각 2냥, 주사 2냥

주사(朱砂)는 그 반을 나누어 소합유를 묻혀 안식향고 속에 넣고, 용향·용뇌 각각 1냥쭝을 가늘게 가루를 만들어 안식향고와 함께 구워 꿀에 타서, 천 번을 찧은 뒤에 1냥쭝마다 환약 40알을 만들고 먹을 때마다 두세 알을 정화수나 또는 따뜻한 물로 삼킨다. 이는 일체 기질을 다스리는데, 중기·상기·기역(氣逆)·기울·기통 등 여러 증세에 쓰는 것이다. 이 방문은 《局方》에서 뽑은 것이다. 허숙미(許叔微)의 《本事方》에도 다음과 같은 말이 있다.

『무릇 사람이 대희(大喜)는 양을 해치고 대노는 음을 해치며, 근심 걱정은 뜻을 잃게 하여 그 기운이 흔히들 궐역되는 데 마땅히 이 약을 써야 한다. 만일 이것을 중풍으로 다스리면 많이 사람을 죽일 것이다.』

위역림(危亦林)의 《得效方》에는 이러하다.

『중풍에는 맥이 뜨고 몸이 따스하면서 입에는 담이 많아지고, 중기에는 맥이 잠기고 몸이 싸늘하고 입에는 담이 없는 것이다.』

이제 다시 이 방문을 고쳐 정한다. 사향·서각·주사·용뇌·유향을 버리고 곽향·회향·계피·오령지·현호삭(玄胡索)을 넣어야 한다.

6

〈藿香正氣散〉 곽향 1돈 5푼, 자소엽 1돈, 후박 5푼, 견복피(犬腹皮) 5푼, 백출 5푼, 진피 5푼, 반하 5푼, 감초 5푼, 길경 5푼, 백지(白芷) 5푼, 백복령 5푼, 생강 3쪽, 대추 2개

　이 방문은 공신의 ≪醫鑑≫중에서 뽑았다. 상한을 다스린다. 이제 다시금 이 방문을 고쳐 정한다. 길경·백지·백복령을 버리고 계피·건강·익지인을 넣어야 한다.

7

〈香蘇散〉 향부자 3돈, 자소엽 2돈 5푼, 진피 1돈 5푼, 창출(蒼朮) 1돈, 감초 1돈, 생강 3쪽, 총백(葱白) 2뿌리

　이 방문은 위역림(危亦林)의 ≪得效方≫중에서 뽑았다. 사철 온역을 다스린다. ≪局方≫에 이르기를,『옛날 어떤 노인이 이 방문을 어떤 사람에게 주어 실험하였다. 때마침 성중에 큰 역질이 유행되었는데 모두 이 약을 쓰고 나았다.』

8

〈桂枝附子湯〉 포부자 3돈, 계피 3돈, 백작약 1돈, 구감초 1돈, 생강 3쪽, 대추 2개

　이 방문은 이천의 ≪醫學入門≫중에서 뽑았다. 땀이 그치지 않고 사지가 오그라져서 굴신하지 못하는 것을 다스린다.

9

〈茵陳四逆湯〉 인진 1냥, 포무자 1돈, 건포생 1돈, 구감초 1돈

음황병(陰黃病)에 서늘한 땀이 그치지 않는 것을 다스린다.

10

〈茵陳附子湯〉 인진 1냥, 포부자 1돈, 구감초 1돈

음황병에 몸이 싸늘한 것을 다스린다.

11

〈茵陳橘皮湯〉 인진 1냥, 진피 1돈, 백출 1돈, 반하 1돈, 생강 1돈

음황병에 헐떡이고 구토하면서도 갈증이 없는 것에 쓴다. 위의 3가지 방문은 주굉의 ≪活人書≫중에서 뽑았다.

12

〈三味地黃湯〉 오수유 3돈, 인삼 2돈, 생강 4쪽, 대추 2개

이는 궐음증의 구토와 침을 흘리는 증세, 소음증에 궐랭과 조울증, 양명증의 음식이 입에 들어가면 구토하려 하는 증세에 모두 잘 듣는다.

13

〈霹 靂 散〉 이는 음성격양증(陰盛隔陽症)을 다스리는 것이다. 부자 1개를 구워 차가운 재 속에 묻

은 지 반 시간 뒤에 내서 반 낱을 끊어 가늘게 쪼개어 납다(臘茶) 1돈쭝과 물 한 잔을 넣어 달여, 6분쯤 뒤에 그 찌꺼기를 버리고 뜨거운 꿀 반 순갈을 넣어 식혀서 먹으면, 얼마 되지 않아서 조울증이 그치면서 졸음이 오고, 땀이 나서 병이 낫는다. 위의 두 방문은 이천의 ≪醫學入門≫에서 뽑은 것이다.

14

〈溫 白 元〉 포천오 2냥 5돈, 오수용 5돈, 길경 5돈, 시호 5돈, 석창포 5돈, 자원 5돈, 황련 5돈, 포건강 5돈, 육계 5돈, 포천초 5돈, 적복령 5돈, 구조각 5돈, 후박 5돈, 인삼 5돈, 파두상 5돈

위의 것을 가루로 만들어 꿀에 타 오동 열매만한 환약을 만들어 강탕에 3알 혹은 5알 내지 7알까지 먹는다. 이는 여러 해 묵은 황달·고창, 열 가지 수기, 아홉 가지 심통, 여덟가지 색, 다섯 가지 마질, 오래 된 학질 등에 쓰는 것이다. 이 방문은 ≪局方≫중에서 뽑았다. ≪醫鑑≫에는

『부인의 뱃속이 쌓여서 마치 잉태한 것 같고, 여위고 피로하여 더러는 노래부르고 울음도 울어, 마치 사증(邪症)이 생긴 것 같을 때 이 약을 쓰면 저절로 낫고, 오래 된 병에 먹으면 모든 벌레나 뱀 등 나쁜 농즙을 토한다.』

15

〈瘴疸丸〉인진 1냥, 치자 1냥, 내황 1냥, 망초 1냥, 행인 6돈, 상산별갑 4돈, 파두상 4돈, 두고(豆鼓) 2돈

위의 것을 가루로 만들어 찐떡에 환약을 만들되 마치 오동 열매만하게 하여 늘 3알 또는 5알을 온수로 먹는 것이다. 이 방문은 위역림의 ≪得效方≫에서 뽑았다. 또하나의 이름은 인진환이다. 유행되는 온역과 장학황달·습열병을 다스리는 것이다.

16

〈三稜消積丸〉외삼릉(煨三稜) 7돈, 외봉출 7돈, 신국(神麴) 7돈, 파두 6돈

껍질과 함께 쌀에 넣어 검게 태운 뒤에 쌀을 버린다.

청피 5돈, 진피 5돈, 회향 5돈, 정향피 3돈, 익지인 3돈

위의 것을 가루로 장만하여 식초에다 타서 환약을 만들되 오동 열매만하게 하여 강탕으로 30,40알을 먹는다. 이 방문은 이고의 ≪東垣書≫중에서 뽑았다. 생랭물(生冷物)이 잘 소화되지 못하여 번만증이 나는 데 쓴다.

17

〈秘方化滯丸〉외삼릉 4돈 8푼, 외봉출 4돈 8푼, 반하 2돈 5푼, 신곡 2돈 5푼, 목향 2돈 5푼, 정

향 2돈 5푼, 청피 2돈 5푼, 진피 2돈 5푼, 백향련 2돈 5푼, 파두육 2돈 5푼

 식초에 넣어 하룻밤을 지난 뒤 볶아 말린다. 위의 것은 가루로 장만하여 오매(烏梅) 가루에 국소를 조금 넣어 달여 기장 쌀만하게 환약을 만들어 다시 7알 내지 10알씩 먹는다. 막힌 것을 토하려면 열탕으로, 먹고 마적(磨積)하려면 진피탕(陳皮湯)으로 먹고, 설사를 막으려면 냉수로 먹는다. 이는 일체 기화(氣化)와 쌓인 것을 다스린다. 굳게 잠긴 것이나 고질이 저절로 사라지고, 별안간 쌓인 것이나 잠시 머무른 것들이 곧 제거된다. 이는 조화를 빼앗듯이 확 틔는 효력의 공로가 있고 음양을 조화하여 보사(補瀉)의 묘미가 있다. 이 방문은 주진형의 ≪丹溪心法≫중에서 나왔다.

18

〈三物白散〉길경 3돈, 패모 3돈, 파두 1돈

 껍질과 심(心)을 버리고 볶고 갈아 기름처럼 만든다. 위의 것은 가루를 장만하여 백탕에 타서 반 돈쭝을 먹되 약한 사람은 반쯤을 덜어낸다. 토하거나 대소변이 잘 보일 것이니, 만일 잘 보이지 않거든 뜨거운 죽 한 사발을 들이키고 설사가 멎지 않을 때에는 냉죽 한 그릇을 먹는다.

19

〈如意丹〉 포천조 8돈, 빈랑(檳榔) 5돈, 인삼 5돈, 시호 5돈, 오수유 5돈, 천초 5돈, 백복령 5돈, 백강 5돈, 황련 5돈, 자원 5돈, 후박 5돈, 육계(肉桂) 5돈, 당귀 5돈, 길경 5돈, 조각(皁角) 5돈, 석창포 5돈, 파두상 2돈 5푼

위의 것은 가루를 장만하여 볶아 꿀에 타서 오동 열매만하게 환약을 만들어 주사(朱砂)를 입혀 5알 혹은 7알씩을 온수로 먹는다. 이는 오로지 온역과 일체의 귀시(鬼祟)를 다스린다. 이 두 방문은 이천의 ≪醫學入門≫에서 뽑았다.

20

나는 이렇게 생각한다.

위의 파두 6방은 곧 옛사람이 각기 방문을 만들고 각기 경험한 바이다. 이 6방은 하나의 파두의 힘이므로 그 소용도 다를 리 없고 같이 하나로 돌아가는 것이다.

대개 파두는 소음인의 병에 반드시 쓰지 않을 수 없는 동시에 또 가볍게 쓸 수도 없거니와, 또한 쓰기를 의심할 약도 아니다. 그러므로 이 여섯 가지 방문을 나란히 적되 그 경험을 갖추어 서술하고 그 이치를 밝히는 것은, 그것을 쓰면 반드시 맞아야 할 것이어서 감히 조금도 소홀히 하지 못할 것을 보인다.

Ⅶ 新定少陰人病應用要藥二十四方

1

〈黃芪桂皮附子湯〉 계지 3돈, 황기 3돈, 백작약 2돈, 당귀 1돈, 구감초 1돈, 포부자 1돈~2돈, 생강 3쪽, 대추 2개.

2

〈人蔘桂枝附子湯〉 인삼 4돈, 계지 3돈, 백작약 2돈, 황기 2돈, 당귀 1돈, 구감초 1돈, 포부자 1돈~2돈, 생강 3쪽, 대추 2개

3

〈升陽益氣附子湯〉 인삼 2돈, 계지 2돈, 백작약 2돈, 황기 2돈, 백하수오 1돈, 관계 1돈, 당귀 1돈, 구감초 1돈, 포부자 1돈~2돈, 생강 3쪽, 대추 2개

4

〈人蔘官桂附子湯〉 인삼 5돈~1냥, 관계 3돈, 황기 3돈, 백작약 2돈, 당귀 1돈, 구감초 1돈, 포부자 2돈~2돈 5푼, 생강 3쪽, 대추 2개

위의 4가지 방문은 모두 망양증 같은 위태로운 병에 관한 약이다. 칠양병(七陽病)을 얻은 사람은 소변이 희고 많다. 혹시 여지가 있

다면 부자 1돈쭝을 날마다 2차례씩 먹으면 소변이 붉고 석어진다. 이미 여지기 없다면 부자 2돈쭝을 날마다 2,3차례씩 넉을 것이요, 병이 위태하려 하면 1돈쭝만을 쓸 것이며, 병이 위태함을 면하였을 때도 1돈쭝을 쓸 것이다. 병조리에도 역시 1돈쭝만을 쓰되 날마다 2차례씩 써야 한다.

5
〈升陽益氣湯〉 인삼 2돈, 계지 2돈, 황기 2돈, 백작약 2돈, 백하수오 1돈, 관계 1돈, 당귀 1돈, 구감초 1돈, 생강 3쪽, 대추 2개

6
〈補中益氣湯〉 인삼 3돈, 황기 3돈, 구감초 1돈, 백출 1돈, 당귀 1돈, 진피 1돈, 곽향 3푼~5푼, 소엽 3푼~5푼, 생강 3쪽, 대추 2개

7
〈黃芪桂枝湯〉 계지 3돈, 백작약 2돈, 황기 2돈, 백하수오 1돈, 당귀 1돈, 구감초 1돈, 생강 3쪽, 대추 2개

8
〈川芎桂枝湯〉 계지 3돈, 백작약 2돈, 천궁 1돈, 창출 1돈, 진피 1돈, 구감초 1돈, 생강 3쪽, 대추 2개

9

〈芎歸香蘇散〉 향부자 2돈, 자소엽 1돈, 천궁 1돈, 당귀 1돈, 창출 1돈, 진피 1돈, 구감초 1돈, 총백 5뿌리, 생강 3쪽, 대추 2개

10

〈藿香正氣散〉 곽향 1돈 5푼, 자소엽 1돈, 창출 5푼, 백출 5푼, 반하 5푼, 진피 5푼, 청피 5푼, 대복피 5푼, 계피 5푼, 건강 5푼, 익지인 5푼, 구감초 5푼, 생강 3쪽, 대추 2개

11

〈八物君子湯〉 인삼 2돈, 황기 1돈, 백출 1돈, 백작약 1돈, 당귀 1돈, 천궁 1돈, 진피 1돈, 감초 1돈, 생강 3쪽, 대추 2개

　이 방문은 백하수오를 인삼과 바꾸면 백하수오군자탕(白何首烏君子湯)이 되는 것이요, 황기 각각 1돈쭝에다 백하수오·관계 각각 1돈쭝을 더하면 십전대보탕(十全大補湯)이 되는 것이요, 인삼 1냥쭝과 황기 1돈쭝을 쓰면 독삼팔물탕(獨蔘八物湯)이 된다.

12

〈香附子八物湯〉 향부자 2돈, 당귀 2돈, 백작약 2돈, 백출 1돈, 백하수오 1돈, 천궁 1돈, 진피 1돈, 구감초 1돈, 생강 3쪽, 대추 2개

　고민한 부인이 지라를 상하여 목이 마르고

혀가 타면서 은은히 두통이 나는 데 이것을 써서 신효를 얻었다.

13
〈桂枝半夏生薑湯〉 생강 3돈, 계지 2돈, 반하 2돈, 백작약 1돈, 백출 1돈, 진피 1돈, 구감초 1돈

이는 허한(虛寒)·구토·수결흉 여러 증세를 다스리는 것이다.

14
〈香砂養胃湯〉 인삼 1돈, 백출 1돈, 백작약 1돈, 구감초 1돈, 반하 1돈, 향부자 1돈, 진피 1돈, 건강 1돈, 산사육 1돈, 사인 1돈, 백두구 1돈, 생강 3쪽, 대추 2개

15
〈赤白何首烏寬中湯〉 백하수오 1돈, 적하수오 1돈, 양강 1돈, 건강 1돈, 청피 1돈, 향부자 1돈, 익지인 2돈, 대추 2개

이는 온몸에 권태증이 생기고 소변이 쾌하지 않고 양도(陽道)가 일어나지 않고 부종이 생길 우려가 있는 자에게 쓰는 것이다. 이 방문에다 후박·지실·목향·대복피 각각 5푼씩을 넣으면 또 기맥을 통할 효력이 있을 것이어서, 비록 부종이 이미 난 자라도 마음을 편안히 하고 생각을 안정시켜 백 일 동안에 날마다 두 차례씩 먹으면 저절로 효과가 있을 것이다.

이 방문에다 인삼으로 적하수오를 바꾸면 인삼백하수오관중탕(人蔘白何首烏寬中湯)이 될 것이요, 당귀를 저하수오로 바꾸면 당귀백하수오관중탕(當歸白何首烏寬中湯)이 될 것이다.

옛 방문에는 건강·양강·청피·진피 등을 등분하여 탕환을 만들어서 이름을 관중탕(寬中湯)이라 하였다. 일찍이 소음인의 소변이 불쾌하고, 양도가 일지 않고 사지가 권태로워 힘이 없는 자에게 이 약을 써서 반드시 백발백중의 효과를 보았고, 또 관중환의 본방(本方)에는 오령지·익지인 각각 1돈씩을 더하면 배앓이에 효과를 얻을 것이다.

16

〈蒜 蜜 湯〉백하수오 1돈, 백출 1돈, 백작약 1돈, 계지 1돈, 인진 1돈, 익모초 1돈, 적석지(赤石脂) 1돈, 앵속각 1돈, 생강 3쪽, 대추 2개 대산(大蒜) 5뿌리, 청밀(淸蜜) 반 숟갈

이것은 이질을 다스린다.

17

〈鷄 蔘 膏〉인삼 1냥, 계피 1돈, 닭 1마리

이것을 진하게 고아먹거나 후추와 맑은 꿀로써 맛을 도와줘도 무방하다.

이 방문은 예로부터 있던 것이다. 이로써 학질이나 이질을 다스려 신효를 보았다. 일찍이

오래 된 학질을 다스리는 데, 먼저 파두로써 대변을 봉한 뒤 수삼일에 이 계삼고(鷄蔘膏)를 잇달아 써서 쾌효를 보았다. 세피는 더러 계심(桂心)을 대용하기도 한다.

18

〈巴豆丹〉파두 1개를 껍질을 벗기고 알만을 가지고 온수에다 온알 또는 반알을 삼키고는 이내 탕약으로 달인다. 약을 달이는 그 사이에 파두는 제대로 배와 밥통 사이를 돌아다녀서 거의 반이나 힘을 쓴 뒤에 탕약을 먹으면, 그 탕약이 파두 알과 함께 다니면서 배와 밥통을 확 트이게 하여 기운을 오르게 한다. 다시 탕약으로써 대변을 통한 뒤에 또 이를 잇달아 먹어야 한다. 파두의 온알은 음식을 내리는 데 이롭고, 반 알은 체증을 소화시키는 데 좋다.

19

〈人蔘陳皮湯〉인삼 1돈, 생강 1돈, 사인 1돈, 진피 1돈, 대추 2개

이 방문은 포건강을 생강과 바꾸고는 또 계피 1돈쭝을 더하면 더욱 위를 다사롭게 하고, 냉기를 가실 수 있는 힘을 지녔다. 이 방문으로써 일찍이 돌을 지나지 못한 어린아이의 음독(陰毒)과 만풍(慢風)을 다스렸는데, 잇달아 며칠을 써서 병이 쾌히 나았다. 그 병이 나은 뒤에 다시 쓰지 않았던 바 병이 도져서 다스릴

수 없게 되었다.

20

〈人蔘吳茱萸湯〉 인삼 1냥, 오수유 3돈, 생강 3돈, 백작약 1돈, 당귀 1돈, 관계 1돈

21

〈官桂附子理中湯〉 인삼 2돈, 백출 2돈, 포건강 2돈, 관계 2돈, 백작약 1돈, 진피 1돈, 구감초 1돈, 포부자 1돈~2돈

22

〈吳茱萸附子理中湯〉 인삼 2돈, 백출 2돈, 포건강 2돈, 관계 2돈, 백작약 2돈, 진피 1돈, 구감초 1돈, 오수유 1돈, 소회향 1돈, 파고지(破古紙) 1돈, 포부자 1돈~2돈

23

〈白夏首烏附子理中湯〉 백하수오 2돈, 백출 2돈, 초(炒)백작약 2돈, 미초(微炒) 계지 2돈, 포건강 2돈, 진피 1돈, 구감초 1돈, 포부자 1돈

24

〈白何首烏理中湯〉 백하수오 2돈, 백출 2돈, 백작약 2돈, 계지 2돈, 포건강 2돈, 진피 1돈, 구감초 1돈

  인삼이 있으면 그것을 쓰고 인삼이 없으면 백하수오를 쓴다.

백하수오와 인삼은 성미가 서로 비슷하면서 정월한 힘은 미치지 못하니 온보(溫補)하는 힘은 지나쳐서 조금의 차이가 없지는 않지만 음병이나 위증에는 인삼 2돈 이상은 함부로 쓰기 어려우므로 백하수오를 대용하는 것이다. 옛 방문은 경험이 많지 않고 또 약재료가 생소하기 때문이다. 그러나 이 한 가지는 반드시 보약 가운데서 버릴 수 없다. 옛 방문에 어떤 사람이 백하수오 6돈 달인 것을 마시고 학질을 고쳤다. 위의 소음인 약 여러 가지 중에 부자는 구워서 쓰고 감초는 볶아서 쓰되, 건강은 구워서 쓰기도 하고 혹 생것으로서 쓰기도 하며, 황기는 구워서 쓰기도 하고 혹은 생것으로 쓰기도 한다.

궁항과 두메에서는 병이 창졸에 일어났을 때는 비록 단방(單方)이라도 오히려 무책이기보다는 나을 것이다. 양명병에는 황기·계지·인삼·작약 중에서 단 한가지라도 써야 하고, 소음병에는 부자·작약·인삼·감초 중에서 단 한 가지라도 써야 하고, 태양병에는 소엽·총백·황기·계지 중에서 단 한 가지라도 써야 하고, 태음병에는 백출·건강·진피·곽향 중에서 단 한 가지라도 써야 한다. 우선 단방을 쓰는 한편 전방(全方)을 구득한다면 반드시 병을 구출할 기회를 놓치지 않을 것이다. 그러나 마땅히 전방 중에 들어 있는 약을 써야 할 것이요, 전방 중에 없는 약은 절대로 써서는 안 된다.

제 3 권

Ⅰ 少陽人脾受寒表寒病論

1

장경중은 다음과 같이 말하였다.

『태양병(太陽病)에 맥이 뜨고 열이 나며, 오한증(惡寒症)이 생기고 몸이 아프며, 땀이 나지 않으면서 조울증(躁鬱症)이 생기는 자에게는 대청룡탕(大靑龍湯)을 주로 써야 한다.』

2

나는 이렇게 생각한다.

『열이 나고 오한증이 생기고 맥이 뜨고, 몸이 아프고 땀이 나지 않으면서 조울증이 생기는 자는 곧 소양인(少陽人)의 지라가 차가움을 받아서 한기가 바깥으로 나는 병이다. 이 증세에는 대청룡탕을 써서는 아니 되고, 마땅히 형방패독산(荊防敗毒散)을 써야 한다.』

3

장중경은 다음과 같이 말하였다.

『소양병(少陽病)은 입이 쓰고 목구멍이 마르고 눈이 어지럽게 된다.』

4

눈이 어지럽고 입이 쓰고 혀가 마르는 것은 소양병에

속한다.

5

입이 쓰고 귀가 메고, 가슴이 벅찬 것은 소양상풍증(少陽傷風症)이다.

6

입이 쓰고 목구멍이 마르고, 눈이 어지럽고 귀가 메고, 가슴과 갈비가 벅차면서 혹은 한열(寒熱)이 오가고, 구토를 하는 자는 소양병에 속한다. 토하고 싸는 것을 꺼린다. 마땅히 소시호탕(小柴胡湯)으로써 화해를 하여야 한다.

7

나는 이렇게 생각한다.
『이 증세에는 소시호탕을 쓰는 것이 적당치 않고, 마땅히 형방패독산(荊防敗毒散)·형방사백산(荊防瀉白散)을 써야 한다.』

8

장중경이 이른바 소양병에 입이 쓰고 목구멍이 마르고 가슴과 갈비가 벅차고, 더러는 한열이 오가는 증세는 곧 소양인의 신국(腎局)의 음기(陰氣)가 열사(熱邪)에 빠진 것이고, 비국(脾局)의 음기는 열사의 막은 바 되어 아래로 내려와 신국에 연접하지 못한 채 등골뼈 사이에 집결돼 딱딱하고 막힌 병이다.

이 증세에 구토를 하는 자는 바깥의 한기가 속의 열을 껴안고 위로 거스르는 것이요, 한열이 오가는 것은 비국의 음기가 내리고자 하면서도 내리지 못하다가 혹시는 내리기도 하기 때문에 한열이 가기도 하고 혹은 오기도 한다.

입이 쓰고 목구멍이 마르고, 눈이 어지럽고 귀가 메는 것은 음기가 등골뼈 사이에 가두어져서 내리고자 하면서도 내리지 못하므로, 다만 차기만 하고 열이 없어 귀가 메는 데까지 이른 것이다.

입이 쓰고 목구멍이 마르며, 눈이 어지러운 것은 예증(例症)이었으나 귀가 메는 것은 중증이요, 가슴과 갈비가 벅찬 것은 결흉(結胸)이 될 조짐이니 갈비가 벅찬 것은 중증이다.

옛사람은 이런 증세에 대하여 땀과 구토와 내리는 세 가지 방법을 쓰면 그 병은 문득 섬어괴증(譫語壞症)이 생겨서 병이 더욱 위험하였으므로, 장중경이 변통하여 소시호탕(小柴胡湯)을 써서 담을 맑게 하고 말리기도 하여 온랭(溫冷)이 서로 고르도록 하여 화해가 되게 하였다.

이는 그 병이 다른 방향으로 발전하지 못한 채 스스로 낫게 한 것이다.

이 방법은 땀과 구토와 내리는 것의 세 가지 방법으로 논한다면 가위 훌륭하고 교묘하긴 하나, 이 소시호탕 역시 이 병의 온랭으로 고르게 하고 화해시켜서, 다르 방향으로 발전하지 못하게 할 수 있는 약은 아니므로, 예로부터 이제까지 이 병을 얻은 자는 참으로 한심스럽기 짝이 없다.

귀가 메고 가슴이 벅차고, 바람에 상한 병에 대하여 어찌 가히 이 소시호탕으로써 덤벼들 수 있겠는가.

아아. 슬프도다. 그 뒤 공신(龔信)이 만든 형방패독산(荊防敗毒散)이 어찌 소양인(少陽人)의 표한병(表寒病)에 있어서 삼신산의 불사약 구실을 하지 않는단 말인가.

이 증세는 속 열이 맑아지고 바깥 음이 내리면 담은 저절로 흩어지는 동시에 결흉증이 되지 않도록 예방할 수 있을 것이다.

담을 맑게 하고 말리는 것이, 음을 내리고 담을 흩는데 아무런 유익함이 없으나 결흉증이 장차 생길 무렵에 혹시나 별도로 다른 이상한 증세가 생길까보아 시간을 끌려는 것이다.

9

주굉은 다음과 같이 말하였다.

『무릇 땀을 낼 때엔 허리 이상에 비록 땀이 임리(淋漓)하여도 허리 이하로 발에 이르기까지 약간 젖는다면 병은 끝내 풀리지 않을 것이다.』

10

나는 이렇게 생각한다.

『소양인의 병은 겉병·속병을 헤아릴 것 없이 수족의 바닥에 땀이 있으면 병이 풀리고, 땀이 없으면 비록 온 몸에 다 땀이 났다 하더라도 병은 풀리지 않을 것이다.』

11

소양인의 상한병(傷寒病)이 재발하였을 때 땀을 내고 나은 자가 있었다. 이 병은 두세 차례나 풍한을 느낀 것은 아니면서도 재통(再痛)에 땀을 내고, 삼통에 또 땀을 내야 한다. 소양인의 두통에는 뇌가 강하고 한열이 오가고, 귀가 메고 가슴이 벅차게 되고, 더욱 극심한 병은 원래부터 이러한 것인데, 이는 바깥 사기(邪氣)가 깊이 맺혀서 세번째 아픔을 겪은 뒤에라야 바야흐로 풀린다.

이 증세에는 초통·재통·삼통을 논할 것 없이 형방패독산, 혹은 형방도적산(荊防導赤散)·형방사백산(荊防瀉白散)을 날마다 2첩씩 써서 병이 풀릴 때까지 쓸 것이요, 병이 풀린 뒤에도 또 10여 첩을 쓰면 저절로 뒷걱정 없이 몸이 완전히 건강하여질 것이다.

12

장중경은 다음과 같이 말하였다.

『소양증에 땀이 촉촉히 나고 염통 밑이 딱딱하면서 당기고, 갈비 아래가 아프고 마른 구역질이 나고 기운이 없고, 오한증은 없이 바깥은 풀리나 속은 알 수 없는 것이다. 마땅히 십조탕(十棗湯)을 써야 하되 만일 내려야 함에도 불구하고 내리지 않으면 배가 포만하고 온몸에 부종이 생길 것이다.』

13

상한병에 바깥이 풀리지 않았을 때 의원이 잘못 내리게 되면 명치 안이 아파서 손을 대지 못하게 되고, 염통 밑이 팽팽하고 딱딱하여 아픈데 이는 결흉이 되는 것이다. 이에는 마땅히 대함흉탕(大陷胸湯)을 써야 한다.

14

목이 마를 때 물을 마시자마자 곧 토하는 것을 수역(水逆)이라 부른다. 이에는 오령산(五苓散)을 써야 한다.

15

두임은 다음과 같이 말하였다.
『속이 편안하지 못한 것은 대체로 담(痰)과 조(燥)한 기운이 중초(中焦)에 막혔으므로 두통이 나고, 마른 구역질이 나고 땀이 나며 담이 막히는 것인데, 십조탕이 아니면 다스리기 어려울 것이다.』

16

공신은 다음과 같이 말하였다.
『염통 밑이 딱딱하여 손이 가까이 가지 못하게 하고,

조갈증이 나고 헛소리를 하고, 대변이 메고 맥이 잠기는 등 실로 대결흉(大結胸)이 될 수 있는데, 대함흉탕으로 내리려 하여도 도리어 조울증이 더하면 죽는다. 소결흉(小結胸)은 바로 염통 밑에 있는 것인 만큼 만지면 아플 것이다. 이에는 소함흉탕이 좋을 것이다.』

17

나는 이렇게 생각한다. 위의 장중경이 논한 세 증세는 모두 결흉병이다. 명치 안이 버티고 아파서 손을 가까이하지 못하게 하고, 조갈증이 나고, 헛소리를 하는 자는 결흉증 중에서 가장 극심한 증세이다.

물을 마시자마자 곧 토하고, 염통 밑이 딱딱하고 마른 구역질이 나고, 기운이 없는 자는 그 다음으로 급증이다.

무릇 결흉병은 약물이 입으로 들어가면 곧장 토하게 된다. 다만 감수말(甘遂末)을 입으로 들여보내 침으로 내리고, 이내 온수로 양치질하여 내리면 약을 토하지 않을 것이다.

일찍이 결흉병에 감수산을 온수에 타서 내린 지 다섯 차례를 하자 곧장 토하더니, 여섯 차례에 이르러서는 설사를 한 차례 하였다.

그 이튿날 물을 먹였더니 다시 토하기에, 또 감수산을 한 차례 먹인 뒤 쾌히 토하여 병이 낫게 되었다.

무릇 결흉병은 험증이 아닌 것이 없으므로 마땅히 먼저 감수산을 쓰고 이내 형방도적산(荊防導赤散)을 써서 눌러야 한다.

마른 구토가 나고 기운이 없으면서도 약을 토하지 않는 것은, 감수산을 쓰지 말고 다만 형방도적산을 쓰되, 복령·택사(澤瀉) 각각 1돈쭝씩을 더하여 두세 차례 쓰고 또 날마다 쓰면 병이 나을 것이다.

조갈증이 나고 헛소리를 하는 것은 더욱 극도의 험증이다. 급히 감수산을 쓰고 이내 지황백호탕(地黃白虎湯) 3,4첩을 써서 누르고는 또 날마다 지황백호탕을 써야 한다.

장중경의 이른바 「상한병에 바깥이 풀리기 전에 의원이 내린다」는 말은 대승기탕으로써 내린다는 의미이고, 십조탕이나 함흉탕으로 내린다는 말이다.

그러나 십조탕이나 함흉탕은 감수산만을 쓰는 것이나, 혹은 감수천일환(甘遂天一丸)을 쓰는 것보다는 못할 것이다.

결흉에는 으레 감수말 3푼을 쓰는 것이요, 대결흉에는 5푼을 쓴다.

공신의 이른바 「조갈증이 나고 헛소리를 하고 조울하여 죽는다」는 자에게는 십조탕을 내린 뒤에 곧 섬어증(譫語症)으로써 다스리고, 백호탕(白虎湯)을 잇달아 쓴다면 아무리 조울한 자라도 다스리지 못할 이치는 없을 것이다.

18

감수(甘遂)는 표한병(表寒病)에 수결(水結)을 깨뜨

리는 약이요, 석고(石膏)는 이열병(裏熱病)에 대변을 통하는 약이 있다.

겉병에 감수는 쓸 수 있으나 석고는 쓸 수 없는 것과 같이, 속병에 석고는 쓸 수 있으나 감수는 쓸 수 없다.

그러나 손을 흔들고 발을 치면서 물을 마시자 곧 설사를 하는 증세에는 석고를 쓰고, 중풍이 들고 무릎이 차고 대변이 불통할 때에는 감수를 써야 할 것이다.

19

소음인의 상한병에는 아랫배가 딱딱하고 포만하는 증세가 있고, 소양인의 상한병에는 염통 밑의 결흉하는 증세가 있다. 이 두 가지 증세는 모두 바깥 기운이므로 음양이 허약하고 정사(正邪)가 서로 다투어, 여러 날을 해결하지 못하는 중에 이기(裏氣)가 역시 조화되지 못하여 이런 증세로 변하는 것이다.

20

이자건(李子建)의 ≪상한십권론(傷寒十勸論)≫에는 다음과 같이 말하였다.

『상한(傷寒)으로서 복통에도 열증이 있는데 이에는 가볍게 따뜻한 약을 쓸 수 없다. 그는 또 다음과 같이 말하였다.』

『상한으로서 설사하는 것은 마땅히 음양증(陰陽症)으로 보아야 할 것이므로 보통의 예로서 따뜻한 약과 설사가 그칠 약을 써서는 아니 된다.』

21

주진형(朱震亨)은 다음과 같이 말하였다.

『상한양증으로 봄에 열이 나고 맥이 자주 뛰고, 조갈증이 나되 물을 마시자 대변이 저절로 나오는 데에는 마땅히 시령탕(柴苓湯)을 써야 한다.』

22

반룡산노인(盤龍山老人)은 다음과 같이 말하였다.

『소양인의 몸에 열이 나고 머리가 아프고 설사하는 데에는 마땅히 저령차전자탕(猪苓車前子湯)과 형방사백산(荊防瀉白散)을 써야 할 것이요, 몸이 차갑고 배가 아프며 설사하는 데에는 마땅히 활석고삼탕(滑石苦蔘湯)·형방지황탕(荊防地黃湯)을 써야 한다. 이 병의 이름은 망양병(亡陽病)이다.』

23

소양인의 몸에 열이 나고 머리가 아프며, 설사한 지 1,2일 또는 3,4일 만에 아무런 까닭 없이 저절로 설사가 그치면서, 몸이 뜨겁고 머리가 아픈 것이 낫지 않고, 대변이 도리어 막히는 것은 위증(危症)이다. 이는 섬어증과 거리가 멀지 않다.

24

설사한 뒤에 1주야 동안을 대변이 간신히 한 차례 미끄럽게 나오다가 혹은 너덧 차례 조금씩 나오고, 몸이 뜨겁고 머리 아픈 증세가 이내 가시지 않는 것은 장차 변비가 올 조짐이다.

 헛소리를 하기 전에 이 증세가 있으면 헛소리는 며칠이면 올 것이요, 헛소리가 있은 뒤에 이 증세가 있으면 동풍(動風)이 잠시 뒤에 올 것이다.

25

 별안간 토하는 소양인은 반드시 이상한 증세가 생길 것이다. 이에는 마땅히 형방패독산(荊防敗毒散)을 써서 그 동정을 살펴서, 몸이 뜨겁고 머리가 아프고 설사하는 자에게는 석고를 써도 의심 없을 것이요, 몸이 차갑고 머리가 아프고 설사하는 자에게는 황련(黃連)과 고삼(苦蔘)을 써도 의심 없을 것이다.

26

 일찍이 소양인으로 돌을 안 지난 아이가 별안간 한 번 토한 뒤 설사를 하였다. 몸이 뜨겁고 머리가 아프고 손을 흔들고 발을 굴리면서 몸을 뒤적거리다가, 물을 마시고는 설사를 너덧 차례 하여 도수가 없었다. 그래서 형방사백산을 하루에 3첩씩 이틀을 쓰니 설사가 바야흐로 그치면서 몸이 뜨겁고, 머리가 아픈 증세가 없어지고, 또 5,6첩을 써서 안정되는 것을 보았다.

27

 소양인이 몸이 뜨겁고 머리가 아프고 손을 흔들고, 발을 굴리면서 물을 찾는 것은 음증(陰症)이다.

 이에는 비록 설사를 하더라도 반드시 석고를 써야 하

고, 설사의 유무를 헤아리지 않고 마땅히 형방사백산을 쓰되 황련과 고루 각각 1돈쭝씩을 너해야 하겠고, 혹은 지황백호탕(地黃白虎湯)을 써야 한다.

28

무릇 소양인으로서 몸이 뜨겁고 머리가 아프다면 이는 이미 가벼운 증세는 아닐 것이다. 거기에 아울러 설사를 한다면 이는 위험증이다.

이에는 반드시 형방사백산을 날마다 두세 차례 쓰고, 또 연일하여 써서 신열과 두통이 맑아진 뒤에라야 위험을 면할 수 있다.

소양인으로서 몸이 차갑고 배가 아프고, 1주야 사이에 설사를 너덧 차례나 하는 자에게는 마땅히 활석고삼탕(滑石苦蔘湯)을 써야 한다.

또 몸이 차갑고 배가 아파 1주야 사이에 설사가 없거나 혹은 간신히 한 차례를 하는 자에게는, 마땅히 활석고삼탕이나 숙지황고삼탕(熟地黃苦蔘湯)을 써야 한다.

29

일찍이 소양인이 늘 배앓이로 고생을 하는 자가 육미지황탕(六味地黃湯) 60첩을 쓰고서 병이 낫는 것을 보았다.

또 소양인이 10여 년 동안을 배앓이로 고생을 하였는데, 그는 한 번 앓기를 시작하면 5,6개월 혹은 3,4개월, 1,2개월 고함을 쳤다. 발작이 처음 시작된 때 급히 활석고삼탕 10여 첩을 쓰고 아프지 않을 때에는 마음을 안정시키고, 항상 슬픈 마음과 노여운 마음을 경계하여 그렇게 1주년을 이끌고 나가는 도중에 병이 낫는 것을 보았다.

또 소양인인 어린아이가 늘 체증이 생겨 가끔 배가 아프고 허리가 아프면서, 또 입과 눈에 와사의 초증이 있는 자에게, 독활지황탕(獨活地黃湯)을 쓰되 1백 일 동안에 2백 첩을 써서 마음을 안정시키고 늘 슬픈 마음과 노여운 마음을 경계하였더니, 백 일 만에 몸이 건강하고 병이 낫는 것을 보았다.

30

옛 의원은 다음과 같은 말을 하였다.

『머리는 차가워서 아픈 것이 없고, 배는 뜨거워서 아픈 것이 없다.』

이 말은 잘못되었다. 어째서 그러냐 하면, 소음인은 원래 냉이 많기 때문에 머리가 아프고 역시 열병이 아닌 냉통이요, 소양인은 원래 열이 많기 때문에 배가 아픔도 역시 냉통이 아닌 열통이기 때문이다.

옛 의원은 또 다음과 같이 말하였다.

『땀이 많으면 망양(亡陽)이 되고, 설사가 많으면 망음이 된다.』

이 말은 옳다. 어째서 그러냐면, 소음인은 비록 냉이이기나 음이 성하여 양을 쳐서, 패한 양이 바깥으로 달아나면 번열증(煩熱症)이 나서 땀이 많게 되므로 이를 일러 망양병(亡陽病)이라 한다.

 소양인은 비록 열이 이기나, 양이 성하여 음을 쳐서 패한 음이 속으로 달아나면 차가운 것을 두려워하여 설사를 하는데, 이를 일러 망음병이라 한다.

 이에는 약을 쓰지 않으면 반드시 죽을 것이요, 급히 다스리지 않아도 또한 반드시 죽는다.

31

 망양(亡陽)이란, 양이 위로 오르지 못하고 도리어 아래로 내리는 것이요, 망음(亡陰)이란 음이 아래로 내리지 못하고 도리어 위로 오르는 것이다.

 음이 성하여 양을 위에서 치면 양이 음에게 눌려서 흉격으로 오르지 못하여 대장으로 내리고, 바깥으로는 방광으로 달아났으므로 등이 번열하여 땀이 나는 것이다.

 이 번열하고 땀이 나는 것은 양이 성하여서 그런 것이 아니라, 이는 이른바 안에는 얼음이 얼고 바깥에는 불이 일어난다는 것이어서, 이는 양이 장차 사라질 징조이다.

 양이 성하여 음을 아래로 치면 음이 양에 막히게 되어 방광으로 내려가지 못하고는 위로 등과 등골뼈로 오르고, 속으로는 명치로 들어가므로 장위(腸胃)가 차가움을 두려워하여 설사를 하는 것이다.

 장위가 차가움을 두려워하여 설사를 하는 것은 음이 성하여서 그런 것은 아니다. 이는 이른바 속에는 불이 일고 바깥에는 얼음이 언다는 것이어서, 이것은 음이 장차 없어지려는 징조이다.

32

소음인의 병에 하룻동안 땀을 내면 양기가 위로 올라가고 인중혈에 먼저 땀이 나면 병이 반드시 낫는다.

그러나 2,3일 동안에 땀이 그치지 않으면 장이 위로 오르지 못하는 것이므로, 이는 망양이 되는 것에 틀림없다.

소양인의 병에 하룻동안 설사를 하여 음기가 수족으로 내려가서 바닥에 먼저 땀이 나면 병은 반드시 나을 것이다.

그러나 2,3일 동안 설사가 그치지 않고 병이 낫지 않으면 이는 음이 내려오지 못하는 것인만큼 이는 망음이 됨에 틀림없다.

대개 망양증과 망음증은 병의 원리를 잘 아는 자는 이 병이 생기기 전에 미리 증세를 잡아야 한다.

병을 얻은 지 2,3일이 되면 명백히 그 증세를 알 수 있을 것이요, 3일이 지나면 비록 어리석은 자라도 그 증세를 명확히 알 것이다.

약을 쓰는 데 반드시 2,3일을 지나지 않아야 할 것이다. 만일 4일이 지나면 이미 늦었고, 5일이면 벌써 위태하다.

33

소음인으로 보통때 번민하고 땀이 많은 자는 병을 얻

으면 반드시 망양증이 될 것이다.

소양인으로 보통 때 바깥이 차갑고 설사를 많이 하는 자는 병을 얻으면 반드시 망음증이 될 것이다.

망양증과 망음증이 있는 사람은 보통때 미리 다스려서 보음과 보양을 하여야 할 것이요, 망양병과 망음병을 얻어서 위태한 경지에 이른 뒤에 구출하려고 하여서는 아니 된다.

34

소음인은 병이 나으려면 반드시 인중에 먼저 땀이 난다. 땀이 처음 날 때에는 흉격이 상쾌하고 활발할 것이다.

망양이 되는 땀은 인중에 땀이 나기도 하고 아니 나기도 하는 것은 여러 차례 땀을 내서 흉격이 번민되어 아래로 빠지는 것이다. 소양인의 병이 나을 설사는 수족의 바닥에 먼저 땀이 난다. 처음 설사를 하면 바깥 기운이 맑고 편안하고 정신이 상쾌하고 밝아진다.

35

소음인의 위가실병(胃家實病)이나 소양인의 결흉병(結胸病)은 정사(正邪)·음양(陰陽)이 서로 대립하여 서로 치는 까닭으로, 오랜 시일을 경과한 뒤에 비로소 위증(危症)이 나타난다.

소음인의 망양병과 소양인의 망음병은 정사·음양이 서로 대립되지 않으면서도 서로 치는 까닭으로, 첫 증세가 이미 험증으로서 위증이 대를 잇는 것이다.

비유컨대, 마치 전쟁을 하는 데 있어서 두 진(陣)이 교전을 할 때 첫날에는 정병(正兵)이 사병(邪兵)에 패하게 되어 몇 명이 남고, 며칠 뒤에 또 싸워서 패하여 몇 명을 죽이고 며칠 뒤에 싸워서 또 몇 명을 죽였다.

이 사흘 동안 싸움으로 본다면 장차 앞으로 더 싸울수록 더욱 패하여 기운이 꺾일 것이다. 만일 나흗날 또 싸우고 닷샛날 또 싸운다면, 정병은 전군이 모두 함몰할 것은 말할 나위도 없다. 그러므로 약을 쓰는 데 있어서는 반드시 사흘을 지나지 말아야 한다.

36

반룡산노인(盤龍山老人)이라 하였음은 이옹(李翁)이 살고 있는 곳에 반룡산이 있으므로 이옹이 스스로 반룡산노인이라 일컬었다.

이 책 가운데 「나는 이렇게 생각한다」는 말은 모두 반룡산노인의 말이 아닌 것이 없다. 그러나, 이 장에서 특히 「반룡산노인」이라고 밝힌 것은 대개 망양병과 망음병은 가장 험병임에도 불구하고 사람들은 반드시 심상히 다스리기 쉬우므로, 반룡산노인을 들어서 높이 불러 크게 깨우쳐 주려는 것이었다.

37

망음증에 대하여는 옛 의원은 별로 경험한 약을 쓰라는 말이 없고, 다만 이자건과 주진형의 저서 중에 약간 기록된 것이 있을 뿐이다. 그러나 그들의 말도 아무런 명쾌한 효험을 보지 못한 것이 사실이다.

대체 이 병은 예로부터 맹랑하게도 사람을 죽이는 시간이 빨라서 경험에서 그 내용을 체득할 겨를이 없었기 때문이다.

38

장중경은 다음과 같이 말하였다.

『태양병이 풀리지 않아서 소양병으로 옮아가는 자가 갈비 밑이 딱딱하고 마른 구토가 나서 먹지 못하고 한열이 오가는 자나, 또는 오히려 토하고 싸고, 맥이 잠기고 당기는 자에게는 소시호탕(小柴胡湯)을 써야 하고, 만일에 이미 토하고 싸고 땀이 나고, 헛소리를 하는 자에게는 시호를 쓸 증세이다. 그 증세가 끝나서 괴병이 되거든 괴병을 다스리는 법으로 다스려야 한다.』

39

상한에 맥이 가늘고 머리가 아프고 열이 나는 자는, 소양병에 속하는 것인만큼 땀을 내어서는 아니 된다. 땀을 내면 헛소리를 하게 된다.

40

일찍이 소양인의 상한에 발광을 하고, 헛소리를 하는 증세를 다스렸는데, 때는 곧 올해년 청명절(淸明節)이었다.

소양인 하나가 상한병 중에 차가움이 많고 열이 적은

증세를 얻은 뒤, 4,5일 후에 오(午)·미(未)·진(辰), 세 시각에 이르러서 천촉단기(喘促短氣)가 되었다.

그때는 경험이 적었던 탓으로 다만 소양인에게 응용하는 약으로서는 육미탕(六味湯)이 가장 좋다는 이치를 알았으므로, 감히 다른 약을 쓰지 못하고 육미탕을 쓰자 천촉증(喘促症)이 즉시 멎었다.

또 며칠 뒤에 병자의 발광과 헛소리와 천촉증이 재발하기에 또 육미탕 1첩을 썼더니, 천촉은 비록 조금 진정되었으나 앞날처럼 즉시 멎진 아니하였다.

병자의 발광은 사흘 동안을 잇달아 오후에 천촉증이 재발하기에 또 육미탕을 썼더니, 천촉이 잘 진정되지 않다가 이윽고 혀가 말리고 동풍(動風)이 되고, 구금(口噤)이 되어 말을 못하였다.

이에 비로소 육미탕으로써는 할 수 없음을 알고서 급히 백호탕(白虎湯) 1첩을 달여서 대롱으로 병자의 콧구멍으로 불어 넣어 목구멍으로 내리게 하고는 동정을 살폈다.

혀가 말리고 구금이 된 증세는 풀리지 않았으나 병자의 뱃속은 약간 울리는 소리가 나기에, 이내 두 화로에다가 약을 달여서 계속 코에다 드리운 것이 수삼 첩이나 된 뒤에 병자의 뱃속이 크게 울리고 방귀가 나왔다.

네 사람이 병자를 붙잡고 대롱으로써 코에다 약을 불어 넣었더니, 병자의 힘은 더욱 뻣뻣하여 세 사람의 붙잡는 힘으로써는 거의 지탱할 수 없었다.

또 계속하여 약을 콧속으로 불어 넣어 미시·신시로부터 해·자시에 이르기까지 무릇 석고 8냥을 썼더니, 종말에는 병자의 배가 크게 부풀어서 각궁반장증(角弓反長症)이 생긴 것이다.

각궁반장이 된 뒤 얼마 되지 않아서 땀이 나면서 잠들었다. 이튿날 아침에 또 백호탕 1첩을 썼더니, 해가 뜬 뒤에 활변(滑便)을 한 차례 보고는 병이 쾌히 나았다. 그 뒤에 안질이 생기기에 석고와 황백 가루 각각 1돈씩을 날마다 두 차례 썼더니 7,8일 뒤에 안질이 역시 나았다.

그때에는 대변으로써 징험하는 방법을 알지 못하였으므로 대변이 며칠 동안이나 막혔음을 살피지 못하였다. 그러나 이는 생각건대 병자가 반드시 먼저 표한병(表寒病)으로 병을 얻은 뒤에 변비증이 있어서 이 증세가 생겼을 것이다.

41

그 뒤에 또 소양인 하나가 상한에 열기는 많고 한기는 적은 증세를 얻었을 때, 어떤 사람이 꿩 고기를 먹였더니 그 양(陽)이 이내 양독이 되어 발반(發斑)하였다.

나는 그에게 백호탕을 잇달아 3첩을 쓰게 하였더니, 다만 반 첩을 먹고는 며칠 뒤에 헛소리를 하면서 병세가 무거워지는 것이었다.

그 집안에서 급히 병세를 보고하기에 달려가 보니,

병자의 외증으로 보아서 혼도하여 이미 동풍될 기세가 있고, 귀가 메고 헛소리를 하고 혀 위에 백태가 끼었다.

약주머니에 때마침 다만 석고 1근, 활석 1냥이 있어서 급히 석고 1냥, 활석 1돈을 달여 먹이고, 그 이튿날 또 석고 1냥, 활석 1돈을 달여 먹었다.

이 이틀 사이 대변을 1주야에 한 차례 보았는데, 3일째에 이르러서는 그 집에서 석고를 지나치게 써서 그렇다기에 하루는 석고를 쓰지 않았다.

그 4일째였다. 그 집에서 병세가 급하다기에 달려가 보니, 병자의 대변이 이틀 밤, 하루 낮 동안 막혀 말소리가 불분명하고 아관(牙關)이 긴장되어 물을 들이키지 못하였다.

급히 석고 2냥을 달여서 간신히 목구멍으로 내렸더니, 반은 토하고 반을 내렸다. 얼마 아니 되어 아관은 열렸으나 말소리는 오히려 분명치 못하였다.

또 잇달아 석고 1냥을 썼는데, 그 이튿날에는 오후가 되면 동풍이 되어 약이 목구멍으로 내리지 못할 것을 우려하여 미리 오전에 약을 써서 동풍을 예방하였다.

또 5,6일 지나서 다시금 그 약을 썼다. 전후에 쓴 석고가 모두 13냥쭝이었다. 종말에는 며칠 발광하다가 말소리가 굉장하면서 병이 나은 뒤 몇 달 만에 바야흐로 문밖을 나섰다.

42

그 뒤에 또 소양인 하나가 처음으로 두통과 신열이

나는 표한병을 얻은 지 8,9일 사이에 황련·조루(笊蔞)·강활(羌活)·방풍 등속을 썼다 한다.

병세는 조금 나았으나 완쾌하지는 못하다가 이내 발광을 한 지 사흘 만이었다. 그 집에서는 대수롭지 않은 예증으로 보고 다만 황련·고루 등속을 썼을 뿐이다.

또 헛소리를 한 지 며칠 만에 비로소 지황백호탕(地黃白虎湯) 1첩을 썼더니, 그 이튿날 오후 동풍이 되기에 급히 지황백호탕을 달여 잇달아 3첩을 간신히 목구멍으로 넘기었다.

이튿날 백호탕에다 석고 1냥을 더하여 오전에 써서 동풍을 예비하여 사흘 동안을 잇달아 썼더니, 병자가 스스로 일어서서 능히 대소변을 하고 병세도 전에 비하여 장쾌하게 소생하였다.

그러나 불행히 병이 조금 나을 무렵에 더하여 그 생각이 완치하는 데까지 이르지 못하였으므로 그 사람은 마침내 구하지 못하였다.

유감스러운 일은, 오전에 다만 백호탕 2첩을 써서 동풍을 예비하고는 오후에는 전연 약을 쓰지 않았으면 좋았을 것이다.

이 세 사람의 병으로써 보면, 발광과 섬어증에는 백호탕을 비단 오전에만 동풍을 예비함에 그칠 것이 아니라, 날마다 5,6첩 7,8첩 또는 10여 첩을 써서 낮과 밤을 가림이 없었으면 좋았을 것이다.

이는 반드시 헛소리를 한 뒤에 약을 쓸 것이 아니라

발광할 때 마땅히 써야 할 것이요, 반드시 발광을 기다린 뒤에 약을 쓸 것이 아니라, 발광하기 전에 일찍이 전조를 살펴야 할 것이다.

43

그 뒤에는 또 소양인 17세 여아가 소증(素症)으로 가끔 패기(悖氣)·식체와 복통이 있었다.

어느날 별안간 두통이 나고 식체가 되고 한열이 나기에, 어떤 의원이 소합원(蘇合元) 3개를 강탕으로 타서 먹였더니 이내 설사를 날마다 몇십 차례 하였다.

이런 지 10여 일 만에 계속 물을 찾고 잠을 자지 않으면서 섬어증(譫語症)이 있었다. 때는 곧 기해년 겨울 동짓달 스무사흗날이었다.

그밤에 곧 생지황·석고 각각 6냥, 지모 3냥을 썼다. 그날밤 설사의 도수는 반이나 감하였다. 그 이튿날에는 형방지황탕(荊防地黃湯)에 석고 4돈을 넣어 2첩을 연복하고는 편안히 자고 능히 소변을 통하는 것이다. 이는 형방지황탕 2첩의 약력이 지모백황탕(知母白黃湯)에 비하여 10배가 됨을 가히 알 수 있을 것이다.

이에 날마다 이 약 4첩을 쓰되, 낮에 2첩을 연복하고 밤에도 2첩을 연복하여 며칠을 쓰니 설사가 그치고, 머리와 두 뺨에 땀이 나면서 그 아이의 섬어증이 발광증으로 변하였던 것이다.

그 집은 크게 놀라서 2주야 동안을 의심이 가라앉지 않아서 약을 쓰지 않자 병세는 드디어 위경에 이르렀다.

머리에는 땀이 나지 않고 소변이 막히고, 입으로는 얼음 조각을 깨물면서 인사불성이어서, 그 꼴은 흉익하고 형세는 말이 아닌 경지에 이르게 되었다. 할 수 없이 하룻밤 사이에 형방지황탕에 석고 1냥을 더하여 잇달아 10첩을 먹였다. 그날밤에는 소변 세 요강을 보고 광증은 그치지 않았으나, 아는 사람의 얼굴을 쳐다보더니 점차 알아 보았다.

그 이튿날 또 6첩을 썼다. 닷새 동안을 잇달아 날마다 4,5,6첩을 썼더니 발광증이 비로소 그치고, 밤에 간혹 잠시 동안 잠이 들었으나 곧 깨곤 하였다.

또 닷새 동안을 날마다 3,4첩씩 잇달아 쓰자 이마와 두 뺨에 땀이 나서 능히 반 시간 동안을 잠들고 점차 미음 조금씩을 드는 것이다.

그 뒤 날마다 형방지황탕에다 석고 1돈을 더하여 날마다 2첩을 썼더니 대변이 통하였고, 하루를 지난 뒤에 4돈쭝을 더하여 동짓달 스무사흗날에 이르러 비로소 위태함을 면하고 능히 방 안에서 일어섰다.

이 한 달 사이에 무릇 석고 45냥을 썼다. 새해 정월 보름날에 이르러서는 능히 1리쯤 되는 거리를 걸어와서 나를 찾아보았다.

그 위에 또 형방지황탕에다 석고 1돈을 더하여 그해 3월까지 잇달아 썼다.

44

나는 이렇게 생각한다.

『소양인 병은 화열(火熱)로 증세를 삼기 때문에 변동이 심히 빨라 초증을 가벼이 볼 수 없다. 무릇 소양인의 겉병에 두통이 나고 속병에 변비가 생기면 이는 이미 중병이 된다. 중병에는 알맞지 않는 약 한두 첩만 그릇 써도 반드시 사람을 죽일 것이요, 험병과 위증에 알맞는 약 한두 첩을 미처 쓰지 못하여도 생명을 구하지 못한다.』

Ⅱ 少陽人胃受熱裏熱病論

1

장중경은 다음과 같이 말하였다.

『태양병이 생긴 지 8,9일 만에 학질처럼 열이 나고, 오한증이 생기고 열이 많고, 한기가 적고 맥이 가늘면서 오한증이 나는 자는, 이것은 음양이 모두 허하여 다시 땀이 나거나 설사도 않고, 토하지도 않고는 얼굴빛에 도리어 열이 나고 빛이 있는 자는 풀리고자 하지 않는 것이다. 작은 땀도 나지 않고 몸이 반드시 근지러울 때는 계마각반탕(桂麻各半湯)을 써야 한다.』

2

태양병이 학질과 같으면서 열이 나고, 오한증이 나고 열이 많고 한기가 적으면서 맥이 미약한 자는 망양증이요, 몸이 근지럽지 않은 자에게는 땀을 내어서는 아니된다. 이에는 계림각반탕(桂林各半湯)이 알맞을 것이다.

3

나는 이렇게 생각한다.

『이 증세에는 대변이 1주야 만에 통하는 자에게는 마땅히 형방사백산(荊防瀉白散)을 써야 한다. 대변이 1주야를 통하지 않는 자는 지황백호탕(地黃白虎湯)을 써야 한다.』

4

장중경은 다음과 같이 말하였다.
『양명증(陽明症)에 소변이 시원찮고 맥이 뜨고 조갈증이 나는 자는 저령탕(猪苓湯)을 주로 써야 한다.』

5

삼양(三陽)이 합친 병에 머리가 아프고, 얼굴이 검고 헛소리를 하고, 소변을 지리고 안팎으로 모두 열이 나서 저절로 땀이 나고, 조갈증이 생기고 배가 아프고 몸이 무거운 데에는 백호탕을 주로 써야 한다.

6

나는 이렇게 생각한다.

양명증이란 다만 열만 나고 한기가 없는 것을 이름이요, 삼양이 합친 병이란 태양·소양·양명증 중에 모두 있음을 이름이다.

이 증세에는 마땅히 저령탕과 백호탕을 써야 할 것이다. 옛 방문의 저령탕은 신방인 저령차전자탕(猪苓車前子湯)의 구비함보다 못하고, 옛 방문의 백호탕은 신방인 지황백호탕의 전미(全美)함만 못할 것이다.

만일 양명증으로 소변이 시원찮은 자가 아울러 대변이 어려우면 마땅히 지황백호탕을 써야 할 것이다.

7

주굉은 다음과 같이 말하였다.

『양궐(陽厥)이란, 처음 병을 얻었을 때 반드시 신열·두통이 나고 바깥에 양증이 있다가, 4,5일이 되어 바야흐로 궐(厥)이 되고, 궐이 된 지 반일(半日)이면 도리어 신열이 나는 것이다. 대개 열기가 바야흐로 깊어서 능히 궐을 낼 수 있고 만일 미궐(微厥)에 열이 나는 것은 열이 심하기 때문이다. 그 맥은 비록 엎드려 놓고 만져 보더라도 알 것이다. 미끄러운 것은 이 열인데, 혹은 물을 마시고 혹은 손을 흔들며 발을 구르고, 혹은 조울하여 잠을 이루지 못하고, 대변이 막히고 소변이 붉고, 바깥 증세는 정신이 흐릴 때가 많다. 이에는 백호탕을 써야 한다.』

8

나는 이렇게 생각한다.

소양인의 이열병(裏熱病)에 지황백호탕이 성약(聖藥)임은 틀림없으나, 이를 쓰는 자는 반드시 대변이 통하고 통하지 않음을 살펴서 하여야 할 것이다. 대변이 1주야를 넘어도 불통되면 써야 할 것이요, 2주야 동안을 불통하면 꼭 써야 할 것이다.

무릇 소양인의 대변이 1주야 동안을 불통하면 위에 열이 이미 맺혔을 것이요, 2주야를 불통하면 열이 중함이요, 3주야를 불통하면 위험할 것이다. 1주야 동안 8,9시에나 2주야 동안에 쓰는 것이 가장 알맞은데 3주야의 위험할 때까지 이르지 않아야 한다. 만일 헛소리와 변비증이 생기면 1주야도 지나지 않아서 이 약을 써야 한다.

9

소양인의 밥통은 열을 받으면 대변이 메마르고 지라는 차가움을 받으면 설사가 난다.

그러므로 망음증에 설사를 2,3일 한 뒤에 대변이 1주야만 막히면 이는 맑은 음(陰)이 장차 위태한 경지에 빠질 것이다.

위열증(胃熱症)에 대변이 3주야 동안을 불통하면서 땀이 나면 맑은 양이 장차 다하여 위태한 경지에 이를 것이다.

10

소양인의 대변이 불통하는 병에는 백호탕을 서너 차례 먹여서 당일에 대변이 불통하면 장차 무르녹아서 통하려는 크게 길한 조짐이므로, 의심할 것 없이 그 이튿날 또 2,3첩을 쓰면 반드시 통하고야 말 것이다.

11

소양인의 표리병이 안 낫고 낫는 것은 반드시 대변을 보아서 알 것이다. 소양인의 대변이 머리는 마르고 꼬리는 미끄러우며 형체는 크고 소통이 되는 자는 보통때 무병한 자의 대변이다.

그 다음은, 한두 차례 크게 활변을 한 뒤에 쾌한 활

변이 넓고도 많으면서 그치는 것은 병이 있는 자로서 병이 쾌히 풀리는 대변이다.

또 그 다음은 한두 차례 보통 활변을 하는 자는 병이 있는 자로서 그 병세가 더하지를 않을 대변이다.

또 혹은 1주야를 넘어 불통도 하고 또는 1주야 사이 너덧 차례 조금씩 자주 보이는 것은 메마르려는 징조이므로, 좋은 현상이 아니니 마땅히 예방해야 한다.

12

소음인의 이한병(裏寒病)에 배와 배꼽이 냉한 증세는 병이 생긴 때 이미 배가 끓어 설사할 징조가 보이는 것이다. 그 징조가 심하게 나타나면 병 증세를 잡기가 쉬운만큼 약을 일찍이 써야 할 것이다.

소양인의 이 열병에 흉격이 뜨거운 증세는 병이 생길 때 비록 가슴이 번민·조울한 징조가 있긴 하나, 그 징소가 심히 나타나지 않으므로 증세를 잡기가 어려워서 약을 쓰는 데 때를 늦추게 되는 것이다.

만일 소양인의 병에 가슴이 번민·조울하는 징조가 현저히 노출되어 남이 알 수 있는 정도라면 그 병은 벌써 손을 쓸 사이가 없다.

무릇 소양인의 겉병에 두통이 나면 이는 겉병으로서 명백히 보기 쉬운 초증이다. 만일 게다가 물을 찾고 소변이 붉으면 가히 두려울 것이요, 설사를 하고 손을 흔들며, 발을 구른다면 이는 매우 두려운 증세이다.

소양인의 속병에 대변이 1주야를 지나도 불통되면

이는 속병으로서 명백히 보기 쉬운 초증이다. 만일 대변이 3주야를 지나도 불통되면 위험하다.

배옹(背癰)・뇌저(腦疽)・순종(脣腫)・전후(纏喉)・풍인후(風咽喉) 등의 병은 병이 생긴 때에 이미 위험한 증세요, 양독(陽毒)・발반(發斑)・유주(流注)・단독(丹毒)・황달(黃疸) 등의 병은 병이 생기는 날에 이미 험증이요, 얼굴・눈・입・코・치아의 병은 병이 생겼을 때 이미 이증(裏症)이다.

무릇 소양인의 겉병에 두통이 나면 반드시 형방패독산(荊防敗獨散)을 써야 하고, 속병에 대변이 주야를 지나도 불통할 때는 백호탕을 써야 한다.

13

왕호고는 다음과 같이 말하였다.

『갈병(渴病)에 세 가지 있는데, 첫째는 소갈(消渴), 둘째는 소중(消中), 셋째는 소신(消腎)이다. 열기는 위로 치솟고 가슴 속은 번조하고, 혀와 입술이 붉은 것은 갈증이 날 때 물을 너무 많이 마셔 소변이 자주 보였기 때문이다. 그 병은 상초(上焦)에 속하는 것인데 이를 소갈이라 한다. 열기가 가운데에 쌓여 곡식이 잘 소화되어 배가 잘 주리고, 음식이 보통보다 배나 먹히고 살〔肌肉〕이 팽팽하지 못하며 갈증이 나도 심한 번민은 없고 소변이 자주 보인다. 이는 첨병(恬病)으로서 중초(中焦)에 속하며 이를 소중이라 한다. 열이 아래에 엎드러져서 무릎이 가늘어지고 골절이 아프고, 물은 많이 마시지 않으나 소변이 잦은데 이는 갈병으로 하초에 속하므로 이를 소신이라 한다. 또 오석(五石)을 과도히 써서 진기가 이미 다하고 석세(石勢)만 남았으므로 양도가 강력하게 일어나, 행사를 하기 전에 정수(精水)가 새는 것을 강중(强中)이라 한다. 소갈은 경한 것이요 소중은 심하고 소신은 더욱 심하고 강중은 죽음을 다하고 말 것이다.』

14

주진형은 다음과 같이 말하였다.

『상소(上消)는 혓바닥이 붉고 갈라지며 메말라서 물을 찾을 때에는 백호탕을 주로 써야 한다. 중소(中消)는 식사는 잘하면서도 여위고 땀이 저절로 나고, 대변은 딱딱하고 소변은 자주 보이는데, 황련저두환(黃連猪肚丸)을 주로 써야 한다. 하소(下消)는 번조증이 있고 물을 찾고 소변은 기름 같고, 무릎이 곯고 가늘게 되는데, 이에는 육미지황탕(六味地黃湯)을 주로 써야 한다.』

15

≪醫學綱目≫에는 다음과 같이 말하였다.

『갈증에 물을 많이 마시는 것은 상소요, 곡식이 사라져서 배가 잘 주리는 것이 중소이요, 갈증에 소변이 자주 보이면서 기름 있는 것이 하소가 되는 것이다.』

16

위역림(危亦林)은 다음과 같이 말하였다.

『색욕을 탐냈거나 혹은 단석(丹石)을 먹어서 진기가 이미 다하고 유독 열사(熱邪)가 성하고 음식이 눈같이 사라지며 살갗이 날마다 깎여지고, 소변이 기름 같고 양기가 강성하나 성교를 하기 전에 정수(精水)가 새버리는 것은 삼소(三消) 중에 가장 난치병이다.』

17

나는 이렇게 생각한다.

소갈(消渴)이란 병은 속이 너그럽고 활달하지 못하며 다랍고 좁아서 소견이 얕고, 하고자 하는 것이 조급하고 계책이 너무 골똘하며 생각이 메마르면, 치솟는 장의 맑은 양기가 저절로 만족하지 못한 채 날이 갈수록 소모하여 이 병이 생긴다.

위(胃)의 맑은 양기가 치솟아서 머리와 낯과 사지에 만족하지 못하면 상소병이 되고, 큰 창자의 맑은 양기가 치솟다가 밥통에 만족을 주지 못하면 중소병이 된다.

상소병도 중증이겠지만 중소증은 그보다 곱절이나 위중하고, 중소병도 험증이겠지만 하소증은 이보다 배나 험악하다.

상소증에는 마땅히 양격산화탕(涼膈散火湯)을 써야 하고, 중소증에는 마땅히 인동등지골피탕(忍冬藤地骨皮湯)을 써야 하며, 하소증에는 마땅히 숙지황고료탕(熟

地黃苦蔘湯)을 써야 한다.

이에는 더욱이 마음을 너그럽게 하고 되막히게 하여서는 아니 된다. 마음이 너그러우면 하고자 하는 일이 반드시 조급하지 않아서 맑은 양기가 위로 사무칠 것이요, 되막히게 되면 하려는 일이 반드시 조급하여 맑은 양기가 아래에서 소모되고 말 것이다.

18

마음을 편하게 갖고 생각을 고요히 하면 양기가 위로 올라가, 가볍고도 맑아서 머리와 얼굴과 사지에 충족할지니 이것이 곧 원기요 맑은 양기이다.

애쓰고 속을 태우면 양기가 아래로 빠져 머리와 얼굴과 사지가 무겁고도 탁하고 조울하면서도 뜨거울지니, 이것이 곧 화기(火氣)요 모양(耗陽)일 것이다.

19

위역림은 다음과 같이 말하였다.

『소갈증에는 마땅히 큰 종기가 생길 것을 예방하여야 한다. 인동등(忍冬藤)의 뿌리·줄기·꽃·잎의 다소를 불구하고 모두 얻는 대로 써야 한다.』

20

이고는 다음과 같이 말하였다.

『소갈병에 음식을 잘 먹는 자는 반드시 두창과 등창이 날 것이요, 잘못 먹는 자는 반드시 배가 땡땡할 것이다.』

21

동의(東醫)의 《醫方類聚》에는 이렇게 말하였다.

『소갈병은 변하면 큰 종기가 나거나 수병(水病)이 되기도 하려니와 혹은 두 눈이 멀기도 한다.』

22

나는 이렇게 생각한다.

종기나 눈병은 모두 중소병의 변증이다. 중소병은 험증이므로 상소병이 생겼을 때 마땅히 일찍이 다스려야 할 것이다.

23

중소증은 반드시 급히 다스려야 하고 하소증은 곧 죽음에 가까운 것이다.

왕호고는 다음과 같이 말하였다.

『어떤 아이가 눈이 어둡고 땀이 잘 나지 않은 지 7년만에 모든 약이 효과가 없더니, 양격산(涼膈散)을 먹은 지 사흘 만에 병이 나았다.』

24

나는 다음과 같이 생각한다.

소음인의 대장에 맑은 양기가 밥통에 쾌족하여 머리와 사지에 충일하면 땀이 반드시 나지 않을 것이다. 소양인이 땀이 나는 것은 양기가 미약한 탓이다. 양격산을 먹어서 병이 낫는 것은 곧 상소병으로서 증세가 가벼웠기 때문이다.

25

동의의 《醫方類聚》에는 다음과 같이 말하였다.

『대체 갈(渴)한 자는 자주 물을 마신다. 그 사람은 반드시 머리와 얼굴이 어지럽고 등이 차갑고 구토를 할 것이다. 이는 허한 까닭이다.』

26

공신은 다음과 같이 말하였다.

『무릇 음허증은 날마다 오후에 오한증이 나고 열이 나며, 날이 저물 무렵에 이르러 약간의 땀이 나며서 풀린다. 이를 학질로 알고 잘못 다스리면 구출하기 힘이 들 것이다.』

27

손사막(孫思邈)의 《千金方》에는 다음과 같이 말하였다.

『소갈증에는 마땅히 삼가야 할 것이 셋이 있으니, 첫째는 음주요 둘째는 피로요, 셋째는 짜게 먹는 것과 국수를 먹는 것이다. 능히 이 세 가지를 삼간다면 비록 약을 쓰지 않는다 하더라도 저절로 나을 것이다.』

28

나는 이렇게 생각한다.

상소와 중소는 이양(裏陽)의 기운이 오르는 것이다. 비록 허손(虛損)이 있어도 표음의 기운이 내려 오히려 건장하므로, 그 병이 험증이기는 하나 살 수는 있을 것이다.

만일에 음허하여 낮에 열이 나고 물을 마시며 등이 차갑고 구토를 하는 자는 안팎 음양이 모두 허손되는 것이다.

그러므로 그 병세는 더욱 험하여 하소와 비슷하다. 그러나 심신을 잘 조리하고 약을 쓰면 십중 육칠은 오히려 살아날 길이 있을 것이요, 몸과 마음을 잘 갖지 못하고서 약만 쓰면 백이면 백이 반드시 죽을 것이다.

이 증세에는 꼭 독활지황탕(獨活地黃湯)과 십이미지황탕(十二味地黃湯)을 써야 한다.

29

≪易經≫ 수괘(需卦)의 구삼효사(九三爻辭)에는,

『진흙에 수(需)하여 도적을 불러들였다.』

하였고, 그 상(象)에는 이르기를,

『진흙에 수하였다는 것은 그 재앙이 바깥에 있는 것이다. 나로부터 도적을 이르게 하였는만큼 조심하고 삼가면 패하지 않을 것이다.』

하였다. 이 뜻으로 이에 적용하면 다음과 같을 것이다.

『음허하여 낮에 열이 나고 등이 차가우면서 구토하는 것은, 그 병세가 비록 험하나 죽는 것은 오히려 외부에 있는 것이다. 마음을 재계하고 몸을 조심하여 좋은 약을 쓰면 죽지 않을 것이다.』

III 泛論

1

 소양인(少陽人)의 풍병에 피를 토하고 구역질하고, 배가 아프고 식체가 되고 비만 등의 다섯 가지 증세는 다같이 한 갈래에서 나왔으나 스스로 경중이 있는 것이요, 부종과 천촉결흉(喘促結胸)과 이질과 한열 왕래와 흉협만(胸脇滿) 등의 다섯 가지 증세는 모두 한 갈래에 나왔으나 자연 경중이 있을 것이다.

2

 소양인의 중풍증에 반신불수와 일비(一臂)불수는 어떻게 할 길이 없는 병이다. 중한 자는 반드시 죽고 경한 자는 오히려 살 수 있을 것이다. 그리고 가끔 약을 써서 편안히 회복하여 그 병이 저절로 낫기를 기다릴 것이요, 기필코 다스릴 수 있는 병은 아니다.

3

 소양인의 토혈하는 자는 반드시 강곽하고 편급함을 씻어 버리고 담식(淡食)과 복약과 수양을 마치 승려와 같이 하여야 할 것이다.
 그리하여 1백 일이면 가히 조금 나을 것이요, 2백 일이면 가히 크게 나을 것이요, 1주년이면 쾌히 나을 것이요, 2주년이면 그 수(壽)를 보유할 것이다.

무릇 토혈증에 조리를 잘못하면 반드시 재발할 것이요, 재발되면 지난날의 공이 모두 헛되이 돌아갈 것이다.

만일 재발한 자는 그날로부터 1백 일이면 조금 나을 것이요, 1주년이면 쾌히 나을 것이요, 만일 10년 또는 20년을 잘 조리한다면 반드시 장수를 누릴 것이다.

4

무릇 소양인은 가끔 코피가 조금씩 나거나 가래침 속에 피가 비치는데 비록 미미하나 모두 토혈의 등속이다.

또 입 속의 차가운 침이 가만히 거슬러 오르는 자는 비록 구토는 아니었으나 역시 구토의 등속이다.

청년으로서 이 증세가 있는 자는 많이들 요절하였으니, 이는 보통 그냥 내버려둔 까닭이다.

이 두 가지 증세는 반드시 중병과 험병의 계열에 속하므로 가히 복약으로 예방하여 길이 병근을 제거해 버리는 연후에야 근심이 없을 것이다.

5

중풍병이란 너무나 중한 병이므로 다스리는 방법은 기필할 수 없겠고, 토혈병은 오히려 가볍기 때문에 다스리는 방법을 기필할 수 있을 것이다.

중풍·토혈증은 조리가 주가 되고 복약이 다음이요,

구토증 이하의 복통·식체·비만 같은 증세는 복약·조리를 하면 그 병은 낫기가 어렵지 않을 것이나.

6

중풍증·구토에는 마땅히 독활지황탕을 써야 하고, 토혈에는 마땅히 십이미지황탕을 써야 한다.

7

부종은 급히 다스리면 살고 급히 다스리지 않으면 위태하며, 약을 일찍이 쓰면 쉽게 나을 것이오 약을 늦게 쓰면 맹랑히 죽을 것이다.

이 병은 외세가 평완하여 재빨리 죽을 것 같지 않기 때문에 사람들은 이를 가볍게 여긴다.

그러나 이 병은 실로 급증으로서 4,5일 이내에 반드시 다스려야 할 것이요, 함부로 10일까지 논할 수 없는 것이다.

부종이 처음 생길 때는 마땅히 목통대안탕(木通大安湯)이나, 또는 형방지황탕(荊防地黃湯)에다 목통을 더하여 날마다 두 차례씩 쓰면 6,7일 내에 부종은 반드시 풀릴 것이다.

부종이 풀린 뒤 1백 일 이내에 반드시 형방지황탕에다 목통 2,3돈을 넣어서 날마다 1,2첩을 써서 소변을 맑아지게 하고 재발을 예방하여야 한다. 재발이 되면 다스리기 어려울 것이다.

부종이 처음 풀어질 때에는 음식을 더욱 삼가서 주림

을 참고 적게 먹어야 한다.

만일 보통사람과 같이 많이 먹는다면 반드시 재발하여 크게 걱정될 것이요 또 소변이 붉을 것이다. 소변이 맑으면 부종이 풀리고 소변이 붉으면 부종이 맺힐 것이다.

중소병에 걸린 소양인이 배가 부르면 반드시 고창(鼓脹)이 되는데 고창은 다스리지 못하는 병이다.

소양인의 고창은 소음인의 장결병(藏結病)과 같아서, 모두 5,6,7,8개월이나 또는 1주년을 경과한 뒤에 마침내는 죽는다.

대개 소음인의 장결병은 바깥 양의 온기가 비록 거의 끊어지는 경지에 이르렀으나, 속 음의 온기는 오히려 왕성함을 믿을 수 있겠다. 소양인의 고창은 속 양의 맑은 기운이 비록 거의 끊어질 경지에 이르렀으나, 바깥 음의 맑은 기운은 오히려 왕성함을 믿을 수 있는 것이다. 그러므로 이는 모두 오랜 시일을 끈 뒤에 죽게 된다.

소양인의 상한·천촉증에는 먼저 영사 1푼을 온수에 타서 내리고는 이내 형방(荊防)·조루(笁蔞) 등 약을 쓰되, 반드시 약 달이는 시간을 지체 없이 하여야만 병을 구출할 수 있을 것이다.

8

영사는 약력이 급박하여 한두 차례를 쓸지라도 여러 차례를 쓰지는 못할 것이다. 대개 급한 병을 구출하는 약은 구급하는 데에 민첩하여야 할 것이다. 그리고 약은 반드시 달여서 쓴 연후에야 장위(腸胃)에 충만하여 능히 보음(補陰)·보양할 수 있을 것이다.

9

이질은 결흉증에 비하여 순증(順症)이다. 그럼에도 불구하고 이질을 중증이라 이르는 것은 그 증세가 부종과 비슷하기 때문이다.

구토는 복통에 비하여 역증이다. 그럼에도 불구하고 구토를 악증이라 이르는 것은 그 증세가 중증과 거리가 멀지 않기 때문이다.

10

소양인의 이질에는 마땅히 황련청장탕(黃連淸腸湯)을 써야 한다.

11

소양인의 학질이 하루를 건너 발하는 것은 곧 노학(勞瘧)이다. 이는 완치(緩治)를 할 것이요 속치를 하여서는 아니 된다.

이 증세는 학질이 발하지 않는 날에 독활지황탕 2첩을 아침 저녁으로 쓰고, 학질이 발하는 날 미리 형방패독산 2첩을 달여 두었다가, 오한증이 날 때 2첩을 연복하고는 한 달 안에 독활지황탕 40첩과 형방패독산 20첩을 표준하고 쓰면 반드시 낫지 않을 리가 없을 것이다.

12

소양인이 안으로는 목에 종기가 나고, 밖으로 목과 뺨에 종기가 난 것을 전후풍(纏喉風)이라 한다. 이는 2,3일 안에 사람을 죽이는 것인만큼 가장 급증이다.

또 윗입술 인중혈의 종기를 순종(脣腫)이라 한다. 대개 인중 좌우 손마디 하나 정도의 아주 가까운 곳에 종기가 나서 비록 좁쌀 알만하더라도 이는 역시 위태한 증세이다.

이 두 가지 증세는 처음 생겨서 가벼운 자는 마땅히 양격산화탕(涼膈散火湯)과 양독백호탕(陽毒白虎湯)을 써야 하고, 중한 자는 마땅히 수은중비방(水銀熏鼻方) 한 대로서 코를 떠서 목과 뺨에 땀이 나면 나을 것이다.

만일 창졸간에 코를 뜰 약이 없다면 가벼운 분말 1푼 5리와, 유향·몰약(沒藥)·감수(甘遂) 가루 각각 5푼씩을 타서 호환(糊丸)을 만들어 한꺼번에 다 먹어야 한다.

13

소양인 소아가 과식을 하여 살이 여위는 데는 마땅히 노회비아환(蘆薈肥兒丸)과 인동등지골피탕(忍冬藤地骨皮湯)을 써야 한다.

일찍이 소음인 어깨 위에 독종이 나서 불에 향유를 달여서 창구(瘡口)에 따르어 살이 모두 탈 지경에 이르렀으나 뜨거움을 느끼지 못하였다. 어떤 의원이 쇠뿔 조각을 숯불에다 사라 훈(燻)하였던바, 연기가 창구에 들어가자 독즙이 저절로 흐르면서 종기가 곧 나았다.

14

일찍이 소양인 70세 노인이 두창이 났을 때 어떤 의원이 복쟁이 알을 가루로 만들어 붙이자 그 헌데가 곧 나았다.

복쟁이 알은 극히 독하여 돼지나 개가 삼키면 곧 죽고, 숲 사이에 걸어 두면 까막까치들이 감히 달려들어 먹지 못한다.

15

일찍이 소양인의 사두창(蛇頭瘡)을 다스리는 데 복쟁이 알을 조금 가루로 만들어 고약 위에 발라, 하루에 한 차례씩 갈아 붙였더니, 5,6일 만에 효과를 보이면서 새 살이 급히 돋아 투육(妒肉)이 생기는 것이다. 이내 칼을 간 숫돌가루를 붙였더니 투육이 곧 사라지고 병이 나았다.

또 연주담(連珠痰)에 이것을 여러 날 붙인 자도 반드시 효과를 보았고, 숯불에 덴 데나 개나 벌레에 물린 데에 붙여 효과를 얻지 못한 이가 없었다.

일찍이 소음인 60세 노인의 중풍에 한 팔이 마비되었는데, 경분(輕粉) 5리를 썼더니 그 병이 곧 더하여지고, 소양인 20세 청년의 한 다리가 불인(不仁)하여 마비된 데 경분감수용호단(輕粉甘遂龍虎丹)을 두세 차례 써서 효과를 보았다.

16

 일찍이 소양인의 목구멍에 수장(水醬)이 들어가지 않고, 대변이 불통한 지 사흘 만에 병이 위경에 이르렀을 때 감수천일환(甘遂天一丸)을 써서 곧 효과를 보았다.

17

 일찍이 소양인 70세 노인이 대변이 4,5일 혹은 6,7일 동안 불통하였으나, 음식은 보통때와 같고 두 무릎이 싸늘하면서 힘이 없었다.

 이에 경분감수용호단을 쓰자 대변이 곧 통하더니, 그 뒤 며칠 만에 대변이 다시 막혔다. 또 여러 차례를 써서 마침내 하루에 한 차례를 표준으로 하고 쓰니 병이 나았다. 그 노인은 마침내 80세의 높은 수를 누렸다.

18

 일찍이 소양인이 두 잇몸에 피가 나서 눈 깜박하는 동안에 두어 사발이나 쏟아져 장차 급경에 이르게 되었다.

 어떤 의원이 향유를 달여서 새 솜으로써 기름에 묻혀 그 뜨거운 것으로 잇몸을 지지자 피가 이내 그쳤다.

19

 일찍이 어느 소양인이 날마다 한 차례나 머리를 빗더니, 몇 달 뒤에 입과 눈에 와사증(喎斜症)이 났다. 그 뒤에 또 소양인으로 날마다 머리를 빗어 와사증을 얻은 자가 셋이나 되었다. 대개 날마다 머리를 빗는 것은 소양인의 금물이다.

일찍이 태음인 80세 노인이 날마다 머리를 빗는 자를 보았다. 그 노인은 다음과 같이 말하였다.

『날마다 머리를 빗는 것은 극히 아름다운 일이라 생각된다. 나는 날마다 머리를 빗는 것이 이미 40년이나 되었네그려.』

Ⅳ
張中景傷寒論中少陽人病經驗設方藥十方

1
〈白虎湯〉석고 5돈, 지모(知母) 2돈, 감초 7돈, 맵쌀 반 홉

2
〈猪苓湯〉저령 1돈, 적복령 1돈, 택사(澤瀉) 1돈, 활석 1돈, 아교 1돈

3
〈五苓散〉택사 2돈 5푼, 적복령 1돈 5푼, 백출 1돈 5푼, 육계 5푼

4
〈小柴胡湯〉시호 3돈, 황금 2돈, 인삼 1돈 5푼, 반하 1돈 5푼, 감초 5푼

5
〈大靑龍湯〉석고 4돈, 마황 3돈, 계지 2돈, 행인 1돈 5푼, 감초 1돈, 생강 3쪽, 대추 2개

6
〈桂婢各半湯〉석고 2돈, 마황 1돈, 계지 1돈, 백작약

1돈, 감초 3푼, 생강 3쪽, 대추 2개

7

〈小陷胸湯〉제반하 5돈, 황련 2돈 5푼, 고루 큰 것은 그 4분의 1을 취한다.

8

〈大陷胸湯〉대황 3돈, 망초(芒硝) 2돈, 감수말 5푼

9

〈十棗湯〉관화미초·감수·대극초

이를 등분하여 가루로 만들고 별도로 대추 10개와 물 1잔과 함께 달여 반 잔쯤 되면 대추를 버리고 약가루를 타되, 건강한 사람은 1돈을, 약한 사람은 반 돈을 타서 먹으면 대변이 잘 보이고 죽으로써 보한다.

10

〈腎氣丸〉육미지황탕(肉味地黃湯)에다가 오미자 한 가지를 가미한다.

V

元明二代醫家著述中少陽人病經驗行用要藥九方

1

〈凉膈散〉연교(連翹) 2돈, 대황 1돈, 망초 1돈, 감초 1돈, 박하 5돈, 황금 5돈, 치자 5돈

이 방문은 ≪局方≫에서 나온 것이다. 열이 쌓여서 조울증이 나고, 입과 혀에 창(瘡)이 돋고 눈이 붉고 머리가 어지러운 증세를 다스린다.

이제 다시금 고쳐 정한다. 이 방문에 마땅히 대황·황금·감초를 제거하여야 한다.

2

〈黃連猪肚丸〉웅저두(雄猪肚) 1개, 황련 5냥, 소맥초 5냥, 천화분(天花粉) 4냥, 백복신(白茯神) 4냥, 맥문동 2냥

위의 것을 가루로 만들어 저두(猪肚) 속에 넣어서 입을 봉하여 시루에 쪄서 난도하여 환약을 짓되 오동 열매만큼 크게 한다. 이 방문은 위역림의 ≪得效方≫중에서 뽑았는데 강중증(强中症)을 다스린다. 이제 다시 고쳐 정한다. 이 방문 중 맥문동은 허파에 쓰는 약이다.

허파와 콩팥은 하나는 오르고 또 하나는 내리면서 위와 아래가 서로 관통되는 것이다. 콩팥에 쓰는 약 다섯 가지 중 허파에 쓰는 약 한 가지는, 비록 덧붙인 재료이긴 하나 역시 무방한 만큼 논할 필요가 없다.

3

〈六味地黃湯〉숙지황 4돈, 산약(山藥) 2돈, 산수유 2돈, 택사 1돈 5푼, 목단피 1돈 5푼, 백복령 1돈 5푼

이 방문은 우단(虞摶)의 ≪醫學正傳≫ 중에서 나온 것으로 허로(虛勞)를 다스리는 것이다. 이제 다시 정한다. 이 방문 중에 산약은 허파에 쓰는 약이다.

4

〈生熟地黃湯〉생건지황 1냥, 숙지황 1냥, 현삼(玄蔘) 1냥, 석고 1냥

이것으로 호환(糊丸)을 만들되 오동 열매만큼 크게 하여 빈 속에 맑은 찻물에다 50,60개를 먹는다. 이 방문은 이천의 ≪醫學入門≫ 중에서 뽑았는데 안혼(眼昏)을 다스린다.

5

〈導赤散〉목통 1냥, 활석 1냥, 황가(黃架) 1냥, 적복령 1냥, 생지황 1냥, 산치자 1냥, 감초초(炒) 1냥, 지각(枳殼) 5푼, 백출 5푼

이 방문은 공신의 ≪萬病回春≫중에서 나온 것이다. 소변이 쌀 뜨물 같은 것을 다스리는데 불과 두 차례 쓰면 낫는다. 이제 다시 고쳐 정한다. 이 방문에는 의당히 지각·백출·감초를 버려야 한다.

6

〈荊防敗毒散〉강활 1돈, 독활 1돈, 시호 1돈, 전호(前胡) 1돈, 적복령 1돈, 형개수(荊芥穗) 1돈, 방풍 1돈, 지각 1돈, 길경 1돈, 천궁 1돈, 인삼 1돈, 감초 1돈, 박하 조금

이 방문은 공신의 ≪醫鑑≫중에서 나왔다. 상한·시기(時氣)·발열·두통·항강(項强)과 팔다리와 몸이 괴롭고 아픈 증세를 다스린다. 이제 다시 고쳐 정한다. 이 방문은 꼭 지각·길경·천궁·인삼·감초를 버려야 한다.

7

〈肥兒丸〉호황련 5돈, 사군자육 4돈 5푼, 인삼 3돈 5푼, 황련 3돈 5푼, 신곡(神曲) 3돈 5푼, 맥아 3돈 5푼, 산사육 3돈 5푼, 백복령 3돈, 백출 3돈, 구감초 3돈, 노회하(蘆薈煆) 2돈 5푼

위의 것을 가루로 만들어 누른 쌀 풀에 환약을 짓되 녹두 알만큼 크게 하여 미음에 20, 30개씩 먹는다. 이 방문도 공신의 ≪醫鑑≫중에서 나왔다. 소아의 감적(疳積)을 다스린다. 이제 다시 고쳐 정한다. 이 방문은 인삼·백출

・산사육・감초를 버려야 하고, 사군자(使君子)는 아직 경험한 적이 없어 약성을 알지 못하므로 감히 가볍게 논할 수 없을 것이다.

8

〈消毒散〉우방자(牛蒡子) 5푼, 형개수 5푼, 생감초 5푼, 방풍 5푼

이 방문은 공신의 ≪醫鑑≫중에서 나온 것이다. 마마가 잘 나오지 않은 데와 가슴이 답답한 것을 다스린다. 급히 서너 차례 쓰면 잘 나오고 독이 풀리어 신효를 보는 것이다. 이제 다시 고쳐 정한다. 이 방문은 마땅히 감초를 버려야 한다.

9

〈水銀熏鼻方〉흑연 1돈, 수은 1돈, 주사 5푼, 유향 5푼, 몰약 5푼, 혈갈(血竭) 3푼, 웅황(雄黃) 3푼, 침향 3푼

위의 것을 가루로 만들어 물에 타서 종이로 말아 일곱 줄기를 태우고, 향유로 등불을 켜서 상 위에 놓는다. 그리하여 병자가 두 다리를 뻗고 그 위에 홑이불로써 온몸을 덮게 하고 입으로 찬 물을 뿜어 계속 갈아치운다. 첫날에는 종이 셋을 쓰고 다음날에는 하나를 써서 코를 훈한다. 이 방문은 주진형의 ≪丹溪心法≫에서 나왔는데 양매천포창(楊梅天疱瘡)을 다스리면 신효하다.

10

나는 이렇게 생각한다.

『수은은 쌓인 열을 없애고 머리와 눈을 맑게 하고 하초(下焦)의 양을 누르며 음을 돌리므로, 소양인을 위하여 양을 누르고 음을 돕는 약 중에 대적할 자 없는 양약이다. 그러나 이는 그 당일 구급으로는 쓸 수는 있으나 연일 보음의 약으로는 쓸 수 없다. 비유컨대, 저 태산을 둘러빼고 구정(九鼎)을 들 수 있는 힘일지라도 한번 힘을 내어 줄곧 대적의 소굴을 칠 수는 있겠지만, 두번째에는 적이 이미 해산하여 도리어 창을 떨어뜨릴 우려가 없지 않음과 같다. 이는 전후풍(纏喉風)에 대하여 반드시 써야 할 약이다.』

11

소양인의 한쪽 다리 또는 두 다리가 불수한 데에는 경분말 5리 혹은 1푼을 사흘 동안 잇달아 써야 한다. 병이 낫고 안 낫는 것을 불문하고 반드시 사흘을 넘겨서는 안 될 것이다. 또 하루에 5리 혹은 1푼을 넘어서는 아니 될 것이요, 또 풍랭(風冷)과 금기를 삼가야 할 것이다.

한 팔의 불수나 반신의 불수나 또는 입과 눈의 와사증에는 쓸 수 없으니, 만일에 쓴다면 반드시 위태하다.

12

급한 병은 급히 다스려야 하겠지만 늦은 증세는 급히

다스려서는 아니 된다. 경분(輕粉)은 겁약이므로 재빨리 써서 속효를 바라서는 아니 될 것이다.

늦은 증세는 늦게 나은 뒤에야 참으로 나았다 할 수 있다. 늦은 증세가 빨리 낫는다면 마침내는 반드시 재발되어 다스리기 어렵다.

그러므로 3일 동안 잇달아 약을 쓰는 자도 있고, 또는 하루 이틀 사흘의 사이를 두고서 세 차례를 잇달아 쓰는 자도 있다.

13

일찍이 소양인의 인후병·눈콧병·다리 마비병에 수은을 사흘 동안 잇달아 쓰는 자도 있거니와, 혹은 코에 훈을 하기도 하고 또는 내복을 하여 병이 낫는 자도 없지 않았다.

병이 나은 뒤 한 달 안에 반드시 집 안에서는 냉한 데 거처하지 말고 바깥으로 바람을 쐬지 말 것이요, 더욱이 멋대로 손이나 얼굴을 씻지 말 것이요, 함부로 새 옷을 갈아입거나 머리를 빗지 말 것이다. 이를 범한 자는 반드시 죽을 것이다.

또, 냉실에 거처하지 말 것이니, 냉실에는 냉기를 쐬서 별안간 죽을 것이요, 그렇다 해서 안방에 거처하여서는 아니 된다. 안방은 번열증이 나서 창문을 열어 바람을 쐬면 역시 별안간 죽는다. 이것은 모두 내가 목격한 것이다.

어떤 사람이 병이 나은 지 10여 일 만에 새옷을 갈아

입고는 별안간 죽었고, 또 한 사람은 병이 나은 지 20일 뒤에 머리를 빗더니 별안간 죽었고, 또 한 사람은 인후병에 첫날에 두 번, 이튿날 한 번 코를 훈하더니 그날밤 안방에서 바람을 쐬어 별안간 죽었다.

 시속에 수은을 복용한 자는 간장을 꺼린다 하는데, 이는 간장 중에 메주가 들어 있어 능히 수은의 독을 풀기 때문이다. 그러나 독약은 독을 풀어 주는 것도 혹 있을 수 있는 일인만큼, 반드시 간장을 가혹하게 금할 것은 없을 것이다.

Ⅵ 新定少陽人應用要藥十七方

1

〈荊防敗毒散〉 강활 1돈, 독활 1돈, 시호 1돈, 전호 1돈, 형개 1돈, 방풍 1돈, 적복령 1돈, 생지황 1돈, 지골피 1돈, 차전자 1돈

위의 방문은 두통을 다스리고 한열이 오가는 자에게 알맞다.

2

〈荊防導赤散〉 생지황 3돈, 목통 2돈, 현삼 1돈 5푼, 조루인 1돈 5푼, 전호 1돈, 강활 1돈, 독활 1돈, 형개 1돈, 방풍 1돈

위의 방문은 두통을 다스리며 흉격에 번열이 나는 자에게 알맞을 것이다.

3

〈荊防瀉白散〉 생지황 3돈, 복령 2돈, 택사 2돈, 석고 1돈, 지모 1돈, 강활 1돈, 독활 1돈, 형개 1돈, 방풍 1돈

위의 방문은 두통을 다스리고 방광이 조울한 자에 알맞다.

4

〈猪苓車前子湯〉 택사 2돈, 복령 2돈, 저령 1돈 5푼,

차전자 1돈 5푼, 지모 1돈, 석고 1돈, 강활 1돈, 독활 1돈, 형개 1돈, 방풍 1돈

위의 방문은 두통·복통을 다스리고 설사를 하는 자에게 알맞을 것이다.

5

〈滑石苦蔘湯〉 택사 2돈, 복령 2돈, 활석 2돈, 고삼 2돈, 천황련 1돈, 황백 1돈, 강활 1돈, 독활 1돈, 형개 1돈, 방풍 1돈

위의 방문은 복통을 다스린다. 설사가 나지 않는 자에게 알맞는 것이다.

6

〈獨活地黃湯〉 숙지황 4돈, 산수유 2돈, 복령 1돈 5푼, 택사 1돈 5푼, 목단피 1돈, 방풍 1돈, 독활 1돈

위의 방문은 식체를 다스린다. 비만한 자에게 알맞다.

7

〈荊防地黃湯〉 숙지황 2돈, 산수유 2돈, 복령 2돈, 택사 2돈, 차전자 1돈, 강활 1돈, 독활 1돈, 형개 1돈, 방풍 1돈

해수(咳嗽)에는 전호를 더하고, 혈증(血症)에는 현삼·목단피를 더하고, 편두통에는 황련·우방자를 더하고, 식체 비만한 자에게는 목단피를 더하고, 화기가 있는 자에게는 석고

를 더하고, 두통·번열에 혈증이 있는 자에게는 생지황을 쓰되, 석고를 더한 자에게는 산수유를 버려야 할 것이다.

형개·방풍·강활·독활은 모두 보음약(補陰藥)이다. 형개·방풍은 흉격을 크고 맑게 하여 바람을 흩고, 강활·독활은 방광의 진음(眞陰)을 크게 보할 것이다.

두통·복통·비만·설사를 불구하고 모든 허약자에게는 몇백 첩을 써서 효과가 없는 자가 없다. 이는 여러 차례 시험하여 꼭 맞았다.

8

〈十二味地黃湯〉 숙지황 4돈, 산수유 2돈, 백복령 1돈 5푼, 택사 1돈 5푼, 목단피 1돈, 지골피 1돈, 현삼 1돈, 구기자 1돈, 복분자 1돈, 차전자 1돈, 형개 1돈, 방풍 1돈

9

〈地黃白虎湯〉 석고 5돈~1냥, 생지황 4돈, 지모 2돈, 방풍 1돈, 독활 1돈

10

〈陽毒白虎湯〉 석고 5돈~1냥, 생지황 4돈, 지모 2돈, 형개 1돈, 방풍 1돈, 우방자 1돈

위의 방문은 양독(陽毒)을 다스린다. 발반·변비가 있는 자에게 알맞다.

11

〈涼膈散火湯〉 생지황 2돈, 인동등 2돈, 연교 2돈, 산치자 1돈, 박하 1돈, 지모 1돈, 석고 1돈, 방풍 1돈, 형개 1돈

위의 방문은 상소병을 다스린다.

12

〈忍冬藤地骨皮湯〉 인동등 4돈, 산수유 2돈, 지골피 2돈, 천황련 1돈, 황백 1돈, 현삼 1돈, 고삼 1돈, 생지황 1돈, 지모 1돈, 산수유 1돈, 구기자 1돈, 복분자 1돈, 형개 1돈, 방풍 1돈, 금은화 1돈

위의 방문은 중소병을 다스린다.

13

〈熟地黃苦蔘湯〉 숙지황 4돈, 산수유 2돈, 백복령 1돈 5푼, 택사 1돈 5푼, 지모 1돈, 황백 1돈, 고삼 1돈

위의 방문은 하소병(下消病)을 다스린다.

14

〈木通大安湯〉 목통 5돈, 생지황 5돈, 적복령 2돈, 택사 1돈, 차전자 1돈, 천황련 1돈, 강활 1돈, 방풍 1돈, 형개 1돈

위의 방문은, 부종을 다스리는 자는 마땅히 험병의 약을 쓸 것이요, 시종 1백여 첩을 써야 한다.

황련·택사는 귀한 약재이므로 없으면 안 써도 좋다.

15

〈黃連淸腸湯〉 생지황 4돈, 목통 2돈, 복령 2돈, 택사 2돈, 저령 1돈, 차전자 1돈, 천황련 1돈, 강활 1돈, 방풍 1돈

위의 방문은 이질을 다스린다. 목통 2돈을 버리고 형개 1돈을 더하면 임질에 알맞다.

16

〈朱砂益元散〉 활석 2돈, 택사 1돈, 감수 5푼, 주사 1푼

위의 것은 가루로 만들어 온수 또는 정화수에 타서 먹는다. 여름철에 몸을 시원하게 하는 데 알맞을 것이다.

17

〈甘遂天一丸〉 감수말 1돈, 경분말 1푼

고루 타서 10알씩 나누어 호환(糊丸)을 만들어 주사(朱砂)로써 옷을 입힌다. 환약을 만든 지 오래 되어 말라서 딱딱하면 쓸 때 종이로 두세 겹 싸서 공이로 빻아 녹말 너덧 조각을 만들어, 입에 가루를 머금고 이내 정화수로써 마시고, 서너 시간을 기다려도 설사를 하지 않으면 다시 두 알을 쓸 것이다. 설사는 세 차례가 알맞고 여섯 차례는 지나친 것이다. 미리

미음을 달였다가 설사 두세 차례를 거치고는 이내 미음을 먹일 것이다. 그렇지 않으면 기운이 빠져서 견디기 어렵다. 결흉증(結胸症)을 다스리는 데 물이 들어가면 도리어 토할 것이다. 감수 1돈과 경분 5푼을 나누어 10알을 지으면 그 이름은 경분감수용호단(輕粉甘遂龍虎丹)이라 하고, 경분·감수를 등분하여 10알을 지으면 경분감수자웅단(輕粉甘遂雌雄丹)이 되고, 경분 1돈, 유향·몰약·감수 각각 5분을 나누어 30알을 지으면 유향몰약경분환(乳香沒藥輕粉丸)이 되는 것이다. 경분은 땀을 내고 감수는 물을 내린다. 경분은 약력이 1푼이면 넉넉하고 5리면 부족되는 곳이 없으며, 감수는 약력이 1푼 5리면 충분하고 7,8리면 부족되는 곳이 없다. 경분·감수는 모두 독약인만큼 모두 가볍게 한 푼이라도 지나치게 써서는 아니 되므로 반드시 경중을 달아 써야 할 것이다. 두뇌에 화기를 씻고자 한다면 경분이 군재(君材)가 되고, 흉격 밑에 물을 내리고자 하면 감수가 군재가 되는 것이다. 위의 소양인 약들은 포(炮)·구(灸)·초(炒)·외(煨)하여서는 아니 될 것이다.

제 4 권

Ⅰ 太陰人胃脘受寒表寒病論

1

장중경은 다음과 같이 말하였다.

『태양인의 상한병(傷寒病)에 두통이 나고 열이 나고, 몸이 아프고 허리와 골절이 모두 아프고, 오한증이 나면서 땀이 없고 숨결이 헐떡이는 데에는 마황탕(麻黃湯)을 주로 써야 한다.』

그 주(注)에는 다음과 같은 말이 있다.

『상한병에 머리가 아프고 몸과 허리가 아프고, 골절에 이르기까지 모두 아픈 것은 태양 상한병에 영혈(榮血)이 불리하기 때문이다.』

2

나는 이렇게 생각한다.

이는 곧 태양인의 상한병은 등과 이마의 겉병이요 가벼운 증세이다.

이 증세에 마황탕을 쓸 수 없음은 아니로되 계지·감초가 모두 두재(蠹材)이므로 이에는 마땅히 마황발표탕(麻黃發表湯)을 써야 한다.

3

장중경은 다음과 같이 말하였다.

『상한병이 생긴 지 4,5일에 궐(厥)이 되는 자는 반드시 열이 나고, 궐이 깊은 자는 열도 역시 깊으며, 궐이 작은 자는 열도 역시 적다. 상한에 궐이 된 지 나흘 만에 열이 사흘을 나고는 다시 닷새 동안 궐이 되어, 궐은 많고 열이 적으면 그 병은 더하여지는 것이요, 상한병에 열이 난 지 나흘 동안을 지나고, 궐이 된 지 사흘에 궐은 적고 열이 많으면 그 병은 의당 낫는다.』

4

나는 이렇게 생각한다.

이에서 이른바 궐은 다만 오한증만 나고 열이 나지 않음을 이름이요, 수족이 궐역(厥逆)됨을 이른 것은 아니다.

태음인의 상한 표증에 한궐(寒厥)된 지 4,5일 뒤에 열이 나는 것은 중증이다. 이 증세는 열이 날 때 땀이 꼭 발찌로부터 나서 처음에는 이마 위로 번지고, 또 며칠 후면 열이 나면서 눈썹 가에 땀이 비치고, 또 며칠 후 열이 나면서 광대뼈 위에 땀이 나고, 또 며칠이면 열이 나면서 입술과 턱에 땀이 나고, 또 며칠 후면 열이 나면서 가슴에 땀이 날 것이다.

이마 위의 땀이 두어 차례 난 뒤에 눈썹 가에 미치고, 눈썹 가의 땀이 두어 차례 어린 뒤 뺨 위에 미치고, 광대뼈 위에 땀이 두어 차례 난 뒤에 입술과 턱에 미치는 것이요, 입술과 턱의 땀은 불과 한 차례에 곧 가슴에 이른다.

이 증세는 전후 거의 20일을 경과하는데, 한궐이 예닐곱 차례 겪은 뒤에 병이 풀어진다.

이 증세는 세속에서 장감병(長感病)이라 한다. 대체 태음인의 병은 이마 위와 눈썹 가에 먼저 땀이 한 차례 있는 것으로서는 병이 풀리지 않고, 여러 차례 땀이 난 뒤에 병이 비로소 풀어지므로 이를 장감병이라 이른다.

5

태음인의 병에 궐이 된 지 6,7일이 지나서 열이 나지도 않고 땀도 어리지 않으면 죽고 만다.

한궐이 된 지 2,3일 만에 열과 땀이 나는 것은 경증이요, 한궐이 난 지 4,5일 만에 열이 나면서 약간의 땀이 이마 위에 어리는 것을 장감병이라 하는데 중증이다.

이 증세의 근본을 따진다면, 노심초사 끝에 위완이 쇠약하고 표국(表局)이 허약하여 추위를 이기지 못하여, 밖으로 한사(寒邪)에 에워싸여 정(正)과 사(邪)가 서로 다투는 형세로서 객(客)의 힘은 세고 주인은 약한 것이다.

이를 비유컨대, 마치 저 하나의 외로운 군대가 바야흐로 핵심에 들어 있어서 거의 전군이 함몰될 형편에, 선봉의 일대가 다행히 뛰어나와 에워쌌던 한쪽을 헤치고 겨우 길을 열었으나, 후군의 전부대는 아직 핵심에 싸여 있으므로 장차 여러 차례 힘껏 싸운 연후에야 풀려 나오게 되는 것처럼 그 광경은 정히 늠름한 형상이다.

이마 위에 땀이 어리는 것은 곧 선봉대가 에워쌌던 것을 헤치고 뛰어나오는 형상이요, 눈썹 가에 땀이 비치는 것은 곧 전군(前軍)의 전부대가 에워쌌던 것을 헤쳐서 전면의 기세가 용감한 형상이요, 광대뼈 위에 땀이 나는 것은 중군의 반대(半隊)가 조용히 에워싼 것을 헤치고 나오는 형상이다.

이 병에는 땀이 눈썹 가에 비치면 쾌히 위태함을 면한 것이요, 땀이 광대뼈 위에 나면 반드시 위태함은 없을 것이다.

6

태양인의 땀은 이마 위, 눈썹 가, 관골의 위를 불구하고 땀방울이 기장 알처럼 괴고, 열이 조금 오래서 다시 들어가는 것은 정(正)이 강하고 사(邪)가 약한 건강한 땀이다.

그 땀이 작은 알 같거나 또는 임리(淋漓)하여 알이 생기지 않는 채 잠시 후에 도로 들어가는 것은, 정이 약하고 사가 강한 것이므로 건강한 땀이 아니다.

7

태음인의 배부(背部) 뒷면 뇌수 이하는 땀이 어리는 한편 면부(面部) 발찌 이하에 땀이 없는 것은 흉증이요, 전 부분에 땀이 나면서 귓문 좌우에 땀이 없는 것은 사증이다.

대체 태음인의 땀은 귀 뒤 높은 뼈와 면부 발찌로부

터 가슴 사이에 크게 통하면 병이 풀리고, 발찌의 땀은 비로소 죽음을 면할 것이요, 이마 위 땀은 겨우 위험을 면하는 것이요, 눈썹 가의 땀은 쾌히 위험을 면한 것이요, 관골 위의 땀은 살 길이 넓은 것이요, 입술과 턱의 땀은 병이 이미 풀리는 것이요, 가슴의 땀은 병이 크게 풀리는 것이다. 일찍이 보니, 이 증세의 이마 위 땀이 눈썹 가로 번지려 하는 것은 한궐이 될 기세가 심히 사나운 것은 아니었다.

그러나 관골 위의 땀이 입술과 턱으로 번지려는 것은 한궐이 될 기세가 심히 사나워서 한전(寒戰)이 나고 이를 갈아서 완전히 동풍한 것과 같아서, 그 한기가 줄곧 두 겨드랑이에까지 사무쳤다.

이는 장중경의 이른바 「궐이 깊은 자는 열도 역시 깊고, 궐이 작은 자는 열도 역시 적다」는 것이다. 이 증세에 한궐의 세가 여러 날이 된 것은 병이 중할 형세요, 한궐의 세가 사납고 높은 자는 병이 중할 형세는 아니다.

8

이 증세는 경기도 사람은 장감병이라 하고, 함경도 사람은 40일 앓이 또는 땀 없이 메마른 병이라 한다.

시속에 쓰는 형방패독산(荊防敗毒散)·곽향정기산(藿香正氣散)·보중익기탕(補中益氣湯) 등은 낱낱이 그릇 다스리는 것이요, 다만 웅담은 비록 맹인에 직효이나 또 다른 약을 잇달아 쓰면 병세는 다시 변할 것이다.

옛사람의 이른바 「병은 사람을 죽일 수 없으나 약은 사람을 죽일 수 있다」는 것이 어찌 진실이 아니겠는가.

만병의 더하고 덜한 형세는 보통 안목으로써 본다면 실로 추측할 수 없겠으나, 이 증세는 더욱 심할 것이다.

이 증세의 땀이 눈썹 가, 관골 위에 있을 때에는 비록 약을 쓰지 않더라도 역시 스스로 나을 것임에도 불구하고, 병자가 의원을 불러서 망령되이 그릇된 약을 쓰면 관골 위의 땀은 도리어 이마 위의 땀으로 변하면서, 외증 한궐의 기세는 점차 감쇠하여질 것이다.

이에 의원은 스스로 이르기를 「참으로 약효가 있다」하고, 병자 역시 약효를 얻은 것으로 알게 된다.

또 며칠 동안에 그릇된 약을 쓰면 이마 위의 땀이 불통하여 죽고 말 것이다.

이 증세는 마땅히 땀이 나고 마르는 것으로써 병의 경중을 점칠 것이요, 한기의 너그럽고 사나운 것으로써 병의 경중을 점칠 수는 없을 것이다.

장중경의 이른바 「그 병이 마땅히 스스로 낫는다」는 것이 어찌 값진 말이 아니겠는가.

그러나 장감병에도 역기(疫氣)가 없는 자는 그가 저절로 낫는 것을 기다리는 것도 좋지만, 전염병에 역기가 중한 자는 만일 명확히 그 증세를 알아서 의심이 없다면, 심상히 그대로 두어서 약을 쓰지 않고서도 저절로 낫기를 기다리는 것은 옳지 않을 것이다. 이는 다른 기증(寄症)이 생길 것을 염려하기 때문이다.

9

나는 이렇게 생각한다.

태음인의 병이 한궐된 지 나흘 만에 땀이 나지 않는 자는 중증이요, 한궐된 지 5일 만에 땀이 없는 자는 험증이다.

이에는 마땅히 웅담산(熊膽散)이나 혹은 한다열소탕(寒多熱少湯)에다가 굼벵이 다섯, 일곱, 또는 아홉 마리를 넣어야 한다.

대변이 미끄러운 자에게는 반드시 마른 밤, 율무쌀 등속을 넣을 것이요, 대변이 메마른 자에게는 반드시 칡뿌리·대황 등속을 넣어야 한다.

만일 이마 위나 눈썹, 관골 위에 땀이 나면 저절로 나아서 병이 풀린 뒤에 약을 써서 조리를 할 것이니, 그렇지 않으며 뒷병이 생길까 보아 두렵다.

10

일찍이 태음인 위완의 한증(寒症) 온병(瘟病)을 다스렸는데, 태음인 하나가 평소부터 정충증(怔忡症)이 있어 땀이 없고, 기단(氣短)하고 결해(結咳)가 되었더니, 별안간에 또 하나의 증세를 겹쳐서 수십일 동안 설사가 그치지 않는다. 이는 곧 겉병이 중한 것이다.

이에 태음조위탕(太陰調胃湯)에다가 저근피 1돈을 넣어서 날마다 두 차례씩 썼더니 10일 만에 설사가 바야흐로 그쳤다. 30일 동안 잇달아 썼더니, 날마다 땀이 흘러 얼굴에 가득하면서 소증이 역시 감퇴하였다.

별안간 그 집 사람 5,6명이 일시에 돌림병에 걸렸기에 이 사람이 그들의 병을 구출하느라고 며칠 동안 약을 먹지 못하였더니, 이 사람 역시 또 그 병에 전염되었다.

온증(瘟症)은 음식이 맛이 없어 전연 입으로 들어가지를 않는다. 이어 갈근승기탕(葛根承氣湯)을 쓴 지 5일 만에 음식이 배나 늘고 병세가 크게 감퇴하였다.

또 태음조위탕(太陰調胃湯)에다가 승마·황금을 더하여 40일 동안 조리하였더니, 병세가 없어지고 앞날의 병 역시 완쾌하였다.

11

결해란 것은 억지로 기침을 내어 담이 나고자 하면서도 나오지 않다가 더러 나오는 것을 이름이다.

소음인의 결해는 흉결해(胸結咳)라 이르고 태음인의 결해는 함결해(頷結咳)라 이른다.

12

대체 온역(瘟疫)에는 먼저 그 사람의 소병(素病)이 어떤가를 살피면 표리의 허실을 가히 알 것이다. 소병이 한병인 자는 온역을 얻으면 역시 한증이고, 소병이 열병인 자는 역시 열증이 되며, 소병이 경한 자가 온역을 얻으면 중증이요, 소병이 중한 자가 온병을 얻으면 험증이 되는 것이다. 어떤 태음인이 소병에 목구멍이 건조하고, 얼굴빛이 푸르고 희고 바깥이 차갑고 혹은 설사를 하였다.

대개 목구멍이 건조한 자는 간열이요, 얼굴빛이 푸르고 희며, 바깥이 차면서 가끔 설사를 하는 자는 위완이 차가운 것이다.

이 병은 표리가 모두 병이 든 것인만큼 소병 중에서 가장 중한 것이다.

이 사람이 온병을 얻었는데, 처음 발작될 때로부터 병이 풀리기까지가 20일이나 걸렸다. 대변이 처음에는 미끄러워졌고, 혹은 설사를 하다가 마침내는 메마르곤 하되, 날마다 서너 차례씩 통하지 않을 때는 없었던 것이다.

처음에는 한다열소탕(寒多熱少湯)을 썼고, 병이 풀린 뒤에는 조리폐원탕(調理肺元湯)을 써서 40일을 조리한 뒤에 겨우 살아나게 되었다.

13

이 병이 처음 시작될 때 대변이 더러는 미끄럽기도 하고 설사도 나서, 6일 이내에 이마와 눈썹 가, 관골에 모두 땀이 어렸고, 음식과 기거도 때로는 보통과 같았다.

6일 이후에 비로소 약을 썼는데 7일째는 전체 면부와 발찌 이하로부터 입술과 턱에 이르기까지 땀이 흘러 얼굴에 가득하였다.

땀이 난 뒤에 얼굴빛이 푸르면서 어눌증(語訥症)이 생겨서 8,9일이 되자 어눌하고 귀가 메면서, 입술의 땀이 도리어 관골의 땀이 되고 관골의 땀이 도리어 눈썹가의 땀이 되는 것이었다.

그 땀은 작은 방울이 잠시 나타났다가 잠시 들어가면서, 다만 이마에만 땀이 있을 뿐이요 호흡이 짧고 헐떡였다.

10일이 되던 날 밤에 이마의 땀이 식으면서 어눌·이롱증(耳聾症)이 더욱 심하고, 담이 목구멍을 메어서 입으로 토하기 어려우므로 병자 스스로가 손가락으로 목구멍을 간질러서 토하여 내는 것이었다. 11일째는 호흡이 짧고 헐떡이는 것이 더욱 심하더니, 12일에는 별안간 죽 두 그릇을 먹었다.

이때 만일 약을 논한다면 웅담산(熊膽散)이 혹시 가할는지 모르겠으나, 웅담이 마침 떨어졌기에 스스로 생각하기를 그 사람은 필시 오늘 저녁에 죽을 것이라 여겼다.

그날이 처음 어두워질 무렵에 호흡이 잠시 진정되고, 13일째 첫새벽에 발찌에 땀이 생기고 14,15일째는 사흘 동안을 잇달아 죽 두세 그릇을 먹고는 이마와 눈썹가에 땀이 점차 나고 얼굴빛이 푸른 것이 가셨다.

16일째 가슴에 땀이 비로소 통하여 점차 담을 토하고 어눌증 역시 낫더니, 20일째 이르러서는 가슴의 땀이 두어 차례 크게 통한 뒤에 곧 방 가운데에서 일어서면서 모든 증세가 가라앉았으나, 다만 이롱증만은 그대로 남았다. 병이 풀린 뒤에 약을 써서 14일 만에 이롱증과 눈의 어찔한 증세가 저절로 없어져 버렸다.

II 太陰人肝受熱裏熱病論

1

주굉은 다음과 같이 말하였다.

『양독(陽毒)이 나서 얼굴이 붉고 아롱거리기가 마치 비단 무늬와 같고, 인후(咽喉)가 아프고 농혈(膿血)을 뱉는 데에는 갈근해기탕(葛根解肌湯)과 흑노환(黑奴丸)을 써야 할 것이다.

양독과 회상한(壞傷寒)은 의원으로서도 다스리기 어렵다. 정신 기백은 이미 말랐으나 염통 밑이 아직 따뜻할 때에는, 입을 벌리고서 흑노환을 넣으면 약이 목구멍에 어리자 곧 살아날 것이다.』

2

이천은 다음과 같이 말하였다.

『약간 오한증에 열이 나는 데에는 갈근해기탕이 알맞을 것이요, 눈이 아프고 코가 메마르고 밀물 같은 땀이 없어지고, 미친 듯 헛소리를 하는 때에는 마땅히 조위승기탕(調胃承氣湯)을 써야 한다. 열이 바깥에 있어서 눈이 아프고 졸음이 오지 않으면 마땅히 해기탕을 써야 하고, 열이 속으로 들어가서 미친 듯 헛소리를 하는 데에는 조위승기탕을 써야 한다.』

3

공신은 다음과 같이 말하였다.

『양명병(陽明病)에 눈이 아프고 코가 메마르고, 눕지 못하는 증세에는 갈근해기탕을 써야 할 것이다.』

4

삼양병(三陽病)이 깊어서 양독으로 변하여 얼굴과 눈이 붉고, 몸에 누른 반점이 생기고, 혹은 누르고 붉은 설사를 하고 육맥(六脈)이 뜰 때에는 흑노환을 써야 한다.

5

나는 이렇게 생각한다.

위의 모든 증세에는 마땅히 갈근해기탕과 흑노환을 써야 한다.

6

≪靈樞≫에는 다음과 같은 말이 있다.

『피부에 열이 심하고 맥이 뛰면서 뜨거운 것은 온병이다.』

7

왕숙화(王淑和)는 다음과 같이 말하였다.

『온병에 음양맥(陰陽脈)이 모두 뛰는 것은 열이 극도에 이르러서 뛰면 미끄럽고 잠기면 흩어지는 것이다. 「맥법」에 이르기를 「온병이 2,3일 지나면 몸에 열이 나고, 배가 포만하고 두통이 나며 음식은 예와 다름 없으나, 맥이 곧고 빠르면 8일 만에 죽게 된다. 온병이 4,5일 만에 두통이 나고 배가 포만하여 토하고, 맥이 가늘면서도 강하면 12일 만에 죽게 된다. 8,9일 만에 머리와 몸이 아프지 않고 눈에 붉은 빛이 가시고 얼굴빛이 변함이 없고, 맥이 딱딱하여 만져도 만져지지 않고 때로는 배꼽 밑이 똥똥하면 17일이면 죽는 것이다」하였다.』

8

공신은 다음과 같이 말하였다.

『온병으로 한창 중하였을 때에 맥이 가늘고 작은 자는 죽는 것이요, 또 설사하면서 아픔이 심한 자도 죽는다.』

9

만력(萬曆) 병술년, 내가 대량(大梁)에 우거하였을 때 온역이 크게 일어나 사람들이 많이 죽었다. 그 증세는 한기가 심하고 열이 왕성하여 머리·얼굴·뺨·목에 붉은 종기가 나고, 인후에도 종기가 나서 그 아픔에 정신이 혼미하였다.

내가 한 가지 비방을 마련하였는데 그 이름은 이성구고환(二聖救苦丸)이다.

대황 3냥, 저아조각(猪牙皁角) 2냥을 국수와 밥풀에 타서 녹두 알만큼 크게 만들어, 50알 내지 70알을 한 차례 먹으면 곧 땀이 난 후 병이 낫는다.

그 원기가 왕성한 자는 백발백중이다. 저아조각은 관규(關竅)를 열어서 그 바깥을 헤치고, 대황은 모든 화기를 쏟아 내어 그 속을 통하는 것이다.

10

사철 부정한 기운에 감염되어 사람에게 가래가 성하고, 번열과 두통이 나고 몸이 아파 추위가 덧치고, 열이 성하고 목덜미가 뻣뻣하고 눈동자가 아프다. 혹은 음식과 기거는 보통때와 다름이 없으나, 심한 경우는 목이 쉬고, 혹은 눈이 붉고 입에 창(瘡)이 돋고, 뺨에 종기가 나고 목병과 기침이 나서 골골하기도 한다.

11

나는 이렇게 생각한다.

위의 모든 증세는 한기가 나고 열이 성하고 메마른 자에게는 마땅히 조각대황탕(皁角大黃湯)과 갈근승기탕(葛根承氣湯)을 쓸 것이다.

머리·얼굴·목덜미·뺨에 붉은 종기가 나는 자에게는 마땅히 조각대황탕과 갈근승기탕을 써야 한다.

몸이 뜨겁고 배가 부르며 저절로 설사가 나면서 열이 오르면 이는 이증(裏症)인만큼 마땅히 갈근해기탕을 쓸 것이다. 한기가 오르면 표증인만큼 가장 중한 증세이므로 마땅히 태음조위탕에다 승마(升麻)·황금(黃芩)을 가미하여야 한다.

12

 일찍이 내음인의 간열 열증에 온병을 다스린 적이 있었다.

 어떤 태음인이니 본디부터 이 병에 걸린 지 몇 해째 가끔 안질이 생겼다가 사라지곤 하는 것이었다.

 이 사람이 온병에 전염되어 처음 시작한 날에 열다한소탕(熱多寒少湯)을 쓴 지 3,4일 만에 대변이 미끄럽기도 하고 혹은 설사가 나기도 하더니, 6일째에 이르러서 대변이 하룻동안 불통하기에, 이내 갈근승기탕을 사흘 동안을 잇달아서 썼더니 미음이 두 배나 먹혔다.

 또 사흘 동안을 썼더니 병세가 크게 감퇴되었다. 병이 풀린 뒤에 다시금 열다한소탕을 쓰되, 대변이 메마르면 대황 1돈을 가미하고 설사가 지나치면 대황을 버렸다. 이렇게 조리를 한 지 20일 만에 그는 완쾌하였다.

13

 이 병이 처음 날 때에는 구역이 나서 입으로 토하고, 정신이 혼미하여 몹시 아프던 것이, 종말에는 도리어 가벼운 증세로 변하여 12일 만에 병이 풀렸다.

 태음인 10세 아이가 이열온병(裏熱瘟病)을 얻어서 미음도 전연 들지 못하고, 약도 마시지 못한 채 열이 몹시 성하고 때로는 냉수를 마시는 것이었다. 그런 지 11일이 되었는데 대변이 불통한 지 이미 나흘째였다. 그는 겁을 내면서 헛소리하기를,

『에이구, 온갖 벌레가 방에 가득 찼구려.』

하고, 또는

『쥐가 내 품으로 들어갔어.』

하면서 부산하게 엉금엉금 기며 놀라 고함을 치면서 울기도 하려니와, 때로는 두 손이 마비되고 두 무릎이 펴져 오그라지지 못하는 것이다.

그래서 급히 갈근승기탕을 썼더니 겁기(怯氣)가 사라지고 우짖지도 아니하기에, 억지로 입 속에 약을 넣었더니, 미음이 배나 먹히고 병세가 크게 풀어져서 다행히 살게 되었다.

이 병은 처음 걸린 지 4,5일 만에 음식과 기거는 보통 사람과 다름이 없더니, 종말에 도리어 중증이 되어 17일 만에 풀렸다.

14

≪내경(內經)≫에는 다음과 같이 말하였다.

『메마르고 찌부러지고 여위는 증세는 모두 조(燥)에 속한다.』

15

나는 이렇게 생각한다.

태음인의 얼굴빛이 푸르고 흰 자는 조증(燥症)이 많지 않고, 얼굴빛이 누렇고 붉고 검은 자는 조증이 많을 것이다. 이는 대개 간은 뜨겁고 허파는 조하기 때문이다.

일찍이 태음인의 조열증을 다스렸는데, 손이 타서 검은 반창(斑瘡)을 쥐었고, 병이 왼손 가운뎃손가락에서 생겨 검게 타고 힘이 없었다.

그런 지 1년 이내에 한 손가락에 검은 피가 타고 어려서 손바닥을 거쳐 손등에 부종이 났으므로 칼로 그 손가락을 잘라 버렸다.

또 1년 이내에 반창이 온몸에 골고루 퍼져 큰 것은 큰 돈과 같고, 작은 것은 작은 돈과 비슷하였다.

그 병을 얻은 지 벌써 3년이 되었으므로 장년의 나이지만 손 힘은 반 시간도 노동을 하지 못하고, 발 힘은 하루에 30리 길도 걷지 못하는 것이었다.

열다한소탕에다 고본(藁本) 2돈을 쓰고 대황 1돈을 가미하여 28첩을 썼더니 대변이 비로소 미끄러웠다.

2, 3일이 안 지나 또 메마르기에 다시금 20첩을 썼더니, 대변은 크게 미끄럽지 못하였으나 면부의 반창은 조금 낫고, 수족의 힘도 조금 나아서 효과를 보았다. 또 20첩을 썼더니 병은 쾌차하였다.

16

≪靈樞經≫에는 다음과 같이 말하였다.

『두 양이 맺힌 것을 소음(消飮)이라 한다. 한 차례 소변을 보고 두번째는 죽게 된다. 이는 불치의 병세이다.』

그 주(註)에는 다음과 같이 말하였다.

『두 양이 맺힌다는 말은 밥통과 대장에 열이 맺혔음

을 이름이다.』

17

편작(扁鵲)의 ≪난경(難經)≫에는 다음과 같이 말하였다.

『소맥(消脈)은 마땅히 긴(緊)하고 실(實)하여 자주 뛰는 것인데, 반대로 가라앉으면서 미세하면 죽는다.』

18

장중경은 다음과 같이 말하였다.

「소갈병(消渴病)은 소변이 도리어 많아서 물 한 말을 마시면 소변 역시 한 말이나 된다. 이에는 신기환(腎氣丸)을 주로 써야 한다.』

19

나는 이렇게 생각한다.

이 병은 소양인의 소갈이 아니요 곧 태음인의 조열이다. 이 증세에는 신기환을 써서는 아니 되고, 마땅히 열다한소탕에다 고본과 대황을 가미하여 써야 한다.

20

일찍이 태음인 50세 되는 이의 조열병(燥熱病)에, 물을 마셔서 소변은 많고 대변은 막힌 자를 다스렸는데, 열다한소탕에다 고본 2돈, 대황 1돈을 가미하여 20첩을 써서 효과를 얻었다. 그 뒤 한 달 남짓 만에 다른 의원의 약 5첩을 쓰고는 그 사람이 다시금 병을 얻었기에, 또 열다한소탕에다 고본·대황을 가미하여 50, 60첩을 썼다.

약을 쓸 때에는 그 병에 겨우 지탱하더니 종말에는 죽음을 면하지 못하였다.

또 일찍이 나이가 젊은 태음인의 번열병을 다스렸는데, 이 방문으로 3백 첩을 쓰고는 지탱한 지 1년 만에 역시 죽음을 면치 못하였다.

이 사람이 병을 얻은 지 1년 동안에 더러는 다른 의원의 방문을 썼음은 무슨 까닭인지 알 수 없다.

대개 조열병에 한 그릇을 마셔서 두 그릇을 싸고서 병이 더하면 다스리기 어렵다. 무릇 태음인의 대변은 메마르고 소변은 맑음에도 불구하고 물을 많이 마시는 자는 일찍이 다스려서 예방을 하지 않으면 아니 될 것이다.

21

이 병은 반드시 불치병은 아니지만 청년은 병을 얻어 약을 쓴 지 1년 만에 바야흐로 죽게 되었다.

대개 이 병의 근본은 사치와 향락을 싫어하지 않아서 욕화(慾火)가 바깥으로 치달려, 간의 열은 크게 성하고 허파는 지나치게 메마른 까닭이다.

만일에 이 청년이 마음을 편안히 하고 욕심을 버린 지 백 일 만에 약을 썼다면 어찌 다스리지 못할 이치가 있었겠는가.

대개 병이 나던 날로부터 죽던 날에 이르기까지 욕화

가 어느 날이고 치달리지 않을 때가 없었던 것이다.

속담에 다음과 같은 말이 있다.

『선조의 덕택은 비록 하나하나 갚기 어려우나, 삼가는 덕택은 반드시 하나하나의 갚음을 받지 않는 것이 없다.』

무릇 어떤 병자고간에 마음을 삼가서 욕화를 깨끗이 씻고 조용한 마음을 기른 뒤 백 일이 되면 병은 낫지 않는 것이 없을 것이요, 2백 일이면 그 사람은 완전하지 않는 자가 없을 것이다.

삼가는 덕택이 낱낱이 갚음을 받음은 모든 일이 한 가지거니와 질병에는 더욱 그렇다.

22

위역림은 다음과 같이 말하였다.

『음혈(陰血)이 소모되고 귀가 메고 눈이 어둡고, 다리가 약하고 허리가 아픈 데는 마땅히 흑원단(黑元丹)을 써야 한다.』

23

무릇 남자가 바야흐로 장년을 당하였으나 진기는 오히려 허겁한 것은, 천품이 본디 약한 것이지 허해서 그런 것은 아니다.

이를 북돋우는 방법은 여러 가지 수가 점차 많아지고 약방(藥方)이 미세하여, 그 공과 효과를 나타내기에는 어려울 것이다.

이에는 다만 원기를 굳세게 길러, 물은 오르고 불은 내리게 하면 오장이 저절로 조화되고, 온갖 병이 생기지 않을 것이다. 마땅히 공진단(拱辰丹)을 써야 한다.

24

나는 이렇게 생각한다.

『이 증세에는 마땅히 흑원단과 공진단을 써야 한다. 당귀와 산수유는 모두 여기에는 못 쓸 약재여서 약력이 완전하지 못한 것인만큼, 완전한 효과를 거두고자 한다면 마땅히 공진흑원단·녹용대보탕(鹿茸大補湯)을 써야 할 것이다.』

25

태음인의 증세로 식후의 비만과 무릎과 다리에 힘이 없는 병에는, 마땅히 공진흑원단과 녹용대보탕·태음조위탕(太陰調胃湯) 등을 써야 한다.

26

태음인의 증세에는 설사병·표한증이 있는데, 표한증 설사에는 마땅히 태음조위탕을 써야 하고, 표열증 설사에는 마땅히 갈근나복자탕(葛根蘿葍子湯)을 써야 한다.

27

태음인의 증세에는 해수병(咳嗽病)이 있는데, 이에는 마땅히 태음조위탕·녹용대보탕·공진흑원단을 써야 한다.

28

태음인의 증세에는 효천병(哮喘病)이 있는데 이는 중증이다. 마땅히 마황정천탕을 써야 한다.

29

태음인의 증세에는 흉복병(胸腹病)이 있는데 이는 위험증이다. 마땅히 마황정통탕(麻黃定痛湯)을 써야 한다.

30

태음인 소아가 설사를 10여 차례 수없이 하는 자는 반드시 만경풍(慢驚風)이다. 마땅히 보폐원탕(補肺元湯)을 써서 예방하여야 할 것이다.

31

태음인은 복창부종병(腹脹浮腫病)이 있는데, 이에는 마땅히 건율제조탕(乾栗蠐螬湯)을 써야 한다. 이 병은 극히 위험한 증세로서 십생구사의 병이다. 비록 약을 써서 병이 낫더라도 3년 이내에 재발하지 않아야 바야흐로 살았다고 할 것이다.

사치와 향락을 경계하고 탐욕을 금하여 3년 이내에 마음과 몸을 근신하여 수양하고 섭생하는 것은 반드시 그 사람의 행위에 매인 것이다.

무릇 태음인의 병은 만일 부종이 생긴 뒤에 다스리려면 열에 아홉은 죽고 만다. 이 병은 병으로서 논할 것이 아니라 죽음으로서 논하여야 옳을 것이다.

그러면 어떻게 하면 좋을 것인가. 무릇 태음인으로 노심조사하여 여러 차례 무슨 일을 꾀해서 성사하지 못한 자는, 혹은 오랫동안 설사나 이질을 겪기도 하고, 또는 임질이나 소변이 시원찮거나 식후에 비만하거나 무릎과 다리가 힘이 없는 병이 난다. 이는 모두 부종의 전조로서 이미 중병이요 험병이다.

이때 이러한 증세를 곧 부종으로 보고서 욕화를 깨끗이 씻고, 그 마음을 근신하여 약을 써서 다스리는 것이 좋을 것이다.

32

태음인의 증세에는 몽설병(夢泄病)이 있는데, 한 달 이내에 서너 차례 발하는 것은 허로(虛勞)로서 중증이다.

대변이 하룻동안만 막히면 마땅히 열다한소탕에다 대황 1돈을 가미할 것이요, 대변이 날마다 막히지 않으면 용골을 더하고 대황은 감하여야 한다.

혹은 공진흑원단과 녹용대보탕을 쓰는데, 이 병은 계획이 너무 많고 공상이 무궁하였기 때문에 생겼다.

33

태음인의 증세에 졸중풍병(卒中風病)이 있는데, 가슴에 각각하는 질색하는 소리가 나고 눈을 부릅뜨는 자에게는 반드시 과체산(瓜蔕散)을 써야 하며, 수족이 오그라들고 눈이 감기는 자에게는 우황청심환을 써야 한다.

흰 얼굴에 누르고 붉고 검은 빛이 나는 자는 눈을 부릅뜨는 자가 많고, 흰 얼굴에 푸르고 흰 빛이 나는 자는 눈을 감는 자가 많은 것이다.

얼굴빛이 푸르고 희면서 눈이 감기는 자가 수족이 오그라들면 그 병은 위급하다. 반드시 오그라드는 것을 보아서 알 것이 아니라, 다만 눈이 감기면서 얼굴이 푸르고 흰 자에게는 급히 청심환을 쓸 때마다 신효를 보았다 한다.

눈을 부릅뜨는 자는 병은 급히 생겼으나 죽음은 조금 늦고, 눈이 감기는 자는 병이 급히 나서 급히 죽는다. 그러나 눈을 부릅뜨는 자도 역시 늦게 다스릴 수는 없을 것이다.

34

우황청심환은 집집마다 있는 물건이 아니므로 마땅히 원지(遠志)·석창포(石菖蒲) 가루 각각 1돈을 입에 넣고는 이내 조각(皁角) 가루 3푼을 코에다 불어 넣어야 한다..

이 증세는 수족이 오그라들면서 목이 뻣뻣하면 위태한 것인바, 곁에 있는 사람이 두 손으로써 병자의 두 팔목을 잡아 두 어깨를 움직이고, 혹은 병자의 발목을 잡고 두 다리를 펴기도 하는 것이다.

태음인의 중풍에는 병자의 어깨와 다리를 요동시키는 것이 좋을 것이요, 소양인의 중풍에는 병자의 수족을 요동시키는 것을 크게 꺼리는 것이며, 또 사람을 껴안고 일어나 앉아서는 아니 될 것이다.

 소음인의 중풍에는 곁에 있는 사람이 병자를 껴안고 일어나 앉는 것은 좋으나, 두 어깨를 요동시켜서는 아니 되고 조용히 수족을 안마해 주면 좋을 것이다.

Ⅲ 張仲景傷寒論中太陰人病經驗設方藥四方

1

〈麻黃湯〉마황 3돈, 계지 2돈, 감초 6푼, 행인 10개, 생강 3쪽, 대추 2개

2

〈桂麻各半湯〉마황 1돈 5푼, 백작약 1돈, 계지 1돈, 행인 1돈, 감초 7푼, 생강 3쪽, 대추 2개

3

〈調胃承氣湯〉대황 4돈, 망초 2돈, 감초 1돈

4

〈大柴胡湯〉시호 4돈, 황금 2돈 5푼, 백작약 2돈 5푼, 대황 2돈, 기실(枳實) 1돈 5푼

　　이는 소양병이 양명병으로 변하여 신열이 나기는 하나, 오한증은 없다가 도리어 오한도 나고 열기도 나면서, 대변은 굳고 소변은 붉고 섬어증(譫語症)이 생기고, 배가 부르고 열이 나는 증세를 다스린다.

IV
唐宋明三代醫家著述中太陰人病經驗行用要藥九方

1
〈石菖蒲遠志散〉석창포 원지

　　이를 잘게 가루를 만들어 날마다 세 차례 1돈씩 술로써 마시면 이목(耳目)이 총명하여진다. 이 방문은 손사막의 ≪千金方≫에서 뽑았다.

2
〈調 中 湯〉대황 1돈 5푼, 황금 1돈, 길경 1돈, 갈근 1돈, 백출 1돈, 백작약 1돈, 적복령 1돈, 고본 1돈, 감초 1돈

　　이 방문은 주굉의 ≪活人書≫ 중에서 나왔다. 여름철에 메마른 병이 나서 입이 마르고, 목구멍이 막히는 것을 다스린다. 이제 다시금 고쳐 정한다. 이 방문은 마땅히 백작약·백출·적복령·감초 등을 제거하여야 한다.

3
〈黑 奴 丸〉마황 2냥, 대황 2냥, 황금 1냥, 부저매(釜底媒) 1냥, 망초 1냥, 조돌묵 1냥, 양상진(樑上塵) 1냥, 소맥노 1냥

이를 가루로 만들어 밀환(蜜丸)을 총알만큼 크게 하고, 한 알씩을 먹을 때마다 새로 물을 갈아 타서 마시면 얼마 되지 않아서 한기를 떨고 땀이 나면서 병이 풀린다. 이 방문은 주굉의 ≪活人書≫중에서 나왔다. 양독과 회상한에 의원으로서 다스리지 못한 채 정신과 기백이 이미 말랐으나 염통 밑은 오히려 다사롭게 된다. 입을 벌리고 이 약을 목구멍 속으로 부어 넘기면 곧 살아날 것이다. 이제 다시 이 방문을 고쳐 정한다. 마땅히 망초를 제거하여야 한다.

4

〈生脈散〉맥문동 2돈, 인삼 1돈, 오미자 1돈

여름에는 숭늉을 대신하여 마시면 사람으로 하여금 기력이 솟아나게 한다. 이 방문은 이천의 ≪醫學入門≫중에서 나온 것이다. 이제 이 방문을 다시금 고쳐 정한다. 마땅히 인삼을 버려야 한다.

5

〈樗根皮丸〉저근백피(樗根白皮)

가루를 만들어 술과 밥풀을 타서 환약(丸藥)을 짓는다. 이 방문은 이천의 ≪醫學入門≫중에서 나온 것이다. 몽유증(夢遺症)을 다스린다. 이 약의 성격은 싸늘하고 메말라서 단복(單服)을 하기에는 불가하다.

6

〈二聖救苦丸〉 대황 4냥, 저아 2냥, 조각 2냥

국수와 밥풀로 만들어 녹두알만하게 환을 50알 또는 70알을 한 차례 먹으면 곧 땀이 나고, 한 차례 땀이 나면 병은 낫는다. 이 방문은 공신의 ≪萬病回春≫중에서 나온 것이다. 유행성 온역을 다스린다.

7

〈葛根解肌湯〉 갈근 1돈, 승마 1돈, 황금 1돈, 길경 1돈, 백지 1돈, 시호 1돈, 백작약 1돈, 강활 1돈, 석고 1돈, 감초 5푼

이 방문은 공신의 ≪醫鑑≫중에서 나온 것이다. 양명병에 눈이 아프고 코가 메마르고 눕지 못하는 것을 다스린다. 이제 다시금 이 방문을 고쳐 정한다. 시호·백작약·강활·석고·감초를 제거하여야 한다.

8

〈牛黃淸心丸〉 산약 5돈, 초감초 5돈, 인삼 2돈 5푼, 초포황 2돈 5푼, 초신곡 2돈 5푼, 서각 2돈, 대두 1돈 7푼, 초황권 1돈 7푼, 육계 1돈 7푼, 초아교 1돈 7푼, 백작약 1돈 5푼, 맥문동 1돈 5푼, 황금 1돈 5푼, 당귀 1돈 5푼, 백출 1돈 5푼, 방풍 1돈 5푼, 주초 1돈 5푼, 수비 1돈 5푼, 시호 2돈 3푼, 길경 2돈 3푼, 행인 2돈 3푼, 백복령 2돈 3푼, 천궁 2돈 3푼, 우

황 1돈 2푼, 영양각 1돈, 용뇌 1돈, 사향 1돈, 웅황 8푼, 백렴 7푼, 포건강 7푼, 금박 1백 40박(금박은 그 중 40박(箔)으로 옷을 입힌다), 대추 20개

대추는 쪄서 살만 취하여 갈아 고(膏)를 만들고, 위의 약들을 가루로 만들어 대조고(大棗膏)에다 연밀(煉蜜)을 타서 1냥쭝을 갖고 10알을 만들고, 금박으로 옷을 입혀 한 알을 온수로 내린다. 이 방문은 공신의 ≪醫鑑≫중에서 나온 것이다. 졸중풍(卒中風)으로서 인사불성하고 담침이 막히고, 정신이 혼미하고 언어가 건삽하고 입과 눈에 와사증(喎斜症)이 생기고, 수족이 마비되는 등 여러 증세를 다스린다. 이제 이 방문을 고쳐 정한다. 마땅히 백출·인삼·감초·신곡·육계·아교·백작약·당귀·천궁·건강·대추·청밀·시호·백복령·웅황·주자 등을 제거하여야 한다.

9

〈麻黃定喘湯〉 마황 3돈, 행인 1돈 5푼, 황금 1돈, 반하 1돈, 상백피 1돈, 소자(蘇子) 1돈, 관동화(款冬花) 1돈, 감초 1돈, 백과(白果) 22개

백과는 껍질을 버리고 부수어 볶아서 누런 빛이 나게 한다.

이에 노래를 지어 부른다.

모든 병에 애초부터
약방문 있었건만
코 골며 헐떡임이
가장 난당한 일이더군
병자가 이와 같은
선약을 만났다면
먹어서 효과 나자
정천탕인 줄 알리라
諸病原來有藥方
惟愁齁喘最難當
病人遇此仙丹藥
服後方知定喘湯

 이 방문은 공신의 ≪萬病回春≫중에서 나온 것이다. 천촉증(喘促症)을 다스리는 신방(神方)이다. 이제 이 방문을 다시금 고쳐 정한다. 반하·소자·감초 들을 제거하여야 한다.

V 新定太陰人病應用要藥二十四方

1

〈太陰調胃湯〉 의이인 3돈, 건율 3돈, 나복자 2돈, 오미자 1돈, 맥문동 1돈, 석창포 2돈, 길경 2돈, 마황 1돈

2

〈葛根解肌湯〉 갈근 3돈, 황금 1돈 5푼, 고본 1돈 5푼, 길경 1돈, 승마 1돈, 백지(白芷) 1돈

3

〈調胃升淸湯〉 의이인 3돈, 건율 3돈, 나복자 1돈 5푼, 마황 1돈, 길경 1돈, 맥문동 1돈, 오미자 1돈, 석창포 1돈, 원지 1돈, 천문동(天門冬) 1돈, 산조인(酸棗仁) 1돈, 용안육 1돈

4

〈淸心蓮子湯〉 연자육 2돈, 산약 2돈, 천문동 1돈, 맥문동 1돈, 원지 1돈, 석창포 1돈, 산조인 1돈, 용안육 1돈, 백자인(柏子仁) 1돈, 황금 1돈, 나복자 1돈, 감국화(甘菊花) 3푼

5

〈麻黃定喘湯〉 마황 3돈, 행인 1돈 5푼, 황금 1돈, 나

복자 1돈, 상백피 1돈, 길경 1돈, 맥문동 1돈, 관동화 1돈, 백과 22개
　백과는 볶는다.

6
〈麻黃定痛湯〉의이인 3돈, 마황 2돈, 나복자 2돈, 행인 1돈, 석창포 1돈, 길경 1돈, 맥문동 1돈, 오미자 1돈, 사군자(使君子) 1돈, 용안육 1돈, 백자인 1돈, 건율 7개

7
〈熱多寒少湯〉갈근 4돈, 황금 2돈, 고본 1돈, 나복자 1돈, 길경 1돈, 승마 1돈, 백지 1돈

8
〈寒多熱少湯〉의이인 3돈, 나복자 2돈, 맥문동 1돈, 길경 1돈, 황금 1돈, 행인 1돈, 마황 1돈, 건율 7개

9
〈葛根承氣湯〉갈근 2돈, 황금 2돈, 대황 2돈, 승마 1돈, 길경 1돈, 백지 1돈
　본방에 대황 2돈을 더하면 갈근대승기탕(葛根大承氣湯)이 되고, 대황 1돈을 감하면 갈근소승기탕이 된다.

10
〈調理肺元湯〉맥문동 2돈, 길경 2돈, 의이인 2돈, 황

금 1돈, 마황 1돈, 나복자 1돈

11

〈麻黃發表湯〉 길경 3돈, 마황 1돈 5푼, 맥문동 1돈, 황금 1돈, 행인 1돈

12

〈補肺元湯〉 맥문동 3돈, 길경 2돈, 오미자 1돈
 산약의이인(山藥薏苡仁)·나복자 각각 1돈
을 더하면 더욱 좋다.

13

〈鹿茸大補湯〉 녹용 서너 돈, 맥문동 1돈 5푼, 의이인 1돈 5푼, 산약 1돈, 천문동 1돈, 오미자 1돈, 행인 1돈, 마황 1돈

 허약한 사람의 표증·한증이 많은 자에게 마땅히 써야 한다.

14

〈拱辰黑元丹〉 녹용 대여섯 냥, 산약 4냥, 천문동 4돈, 제조 한두 냥, 사향 5돈

 오매육을 달여 기름을 고아서 오동 열매만 하게 환약을 만들어 온탕으로 50 내지 70알을 먹기도 하고, 혹은 소주로써 복용하기도 한다. 허약한 사람으로서 이증이 많은 자에게 마땅히 이를 써야 한다.

15

〈皁角大黃湯〉 승마 3돈, 갈근 3돈, 대황 1돈, 조각 1돈

　　이를 쓰는 자는 3,4첩을 넘어서는 아니 된다. 승마 3돈, 대황·조각은 동국(同局)으로서 약력이 무섭기 때문이다.

16

〈葛根浮萍湯〉 갈근 3돈, 나복자 2돈, 황금 2돈, 자배부평(紫背浮萍) 1돈, 대황 1돈, 제조 10마리

　　부종 이증으로서 열이 많은 자를 다스린다.

17

〈乾栗蠐螬湯〉 건율 1백 개, 제조 10마리

　　달여서 먹기도 하고 혹은 구워서 쓰기도 한다. 누런 밤과 굼벵이 각각 10낱씩으로 가루를 만들고, 따로 황률탕(黃栗湯) 물에 타서 먹는다. 이는 부종표증으로 한기가 많은 자를 다스린다.

18

〈乾栗樗根皮湯〉 건율 1냥, 저근백피 서너 냥

　　이는 이질을 다스린다. 탕복(蕩服) 또는 환복을 하는데, 환복을 하는 자는 혹 저근백피 5돈만 단용(單用)을 하기도 한다.

19

〈瓜 蒂 散〉 참외 꼭지를 누렇게 볶아서 가루를 만들

어 3푼 내지 5푼을 온수에 타서 마시고, 혹은 마른 참외 꼭지 1돈을 급히 달여서, 졸중풍으로 가슴이 딱딱 막히는 소리가 나는 증세와 눈을 부릅뜨는 자를 다스린다.

이 약은 이 병과 이 증세에는 쓸 수 있지만 다른 병, 다른 증세에는 결코 쓸 수 없다. 가슴과 배앓이 또는 한기로서 기침과 헐떡이는 증세에는 쓸 수 없다. 또 비록 식체에도 이 약을 쓸 수 없는 것이다. 얼굴빛이 푸르고 희면서 본디부터 한증 표허한 자의 졸중풍에는 마땅히 웅담산(熊膽散)·우황청심원·석창포원지산(石菖蒲遠志散)을 쓸 것이요 이 과체산을 써서는 아니 된다.

20

〈熊膽散〉 웅담 3푼~5푼

온수에 타서 마신다.

21

〈麝香散〉 사향 3푼~5푼

온수에 타서 마시기도 하고 혹은 온주(溫酒)로 마신다. 다만 3푼, 5푼만 말하였으나 4푼은 저절로 그 중에 있다.

22

〈石菖蒲遠志散〉 원지말 1돈, 석창포말 1돈, 저아말 3푼, 조각말 3돈

온수로써 마신다. 원지·창포말은 온수로
먹고 조각말은 코에 불어 넣기도 한다.

23

〈麥門冬遠志散〉맥문동 3돈, 원지 1돈, 석창포 1돈,
오미자 5푼

24

〈牛黃淸心元〉산약 7돈, 초포황 2돈 5푼, 서각 2돈,
대두 1돈 7푼, 초황권 1돈 7푼, 맥문동 1돈
5푼, 황금 1돈 5푼, 길경 1돈 3푼, 행인 1돈
3푼, 우황 1돈 2푼, 영양각 1돈, 용뇌 1돈,
사향 1돈, 백렴 7푼, 금박 70박(그 중 20박
은 옷을 입힌다), 오매(烏梅) 20개

오매를 쪄서 살을 갈아 고(膏)를 만들고, 위
의 약재를 가루로 만들어 오매고에 타서 1냥
쭝을 20알로 만들되 금박으로 옷을 입혀 한
알을 온수로 먹는다.

25

위의 태음인 약 여러 종류 중에 행인은 쌍인과 껍질
뾰족한 곳을 버리고, 맥문동·원지는 심을 버리고, 백
과 황률은 껍질을 버린다. 대황은 술에 찌기도 하고 생
것으로 쓰기도 하고, 녹용·조각은 초에 구워 쓰고 산
조인·행인·백과는 볶아서 쓴다.

Ⅵ 太陽人外感腰脊病論

1

≪內經≫에는 다음과 같이 말하였다.

『척맥(尺脈)이 느슨하고 메마른 것을 해역(解㑊)이라 한다.』

그 해석은 다음과 같다.

『척(尺)은 음부(陰部)로서 간과 콩팥이 주가 된다. 느슨한 것은 속이 뜨거운 것이요, 메마른 것은 죽은 피가 되었으므로 해역이라 한다. 해역은 추워도 추운 줄 모르고, 뜨거워도 뜨거운 줄 모르며, 미약해도 미약한 줄 모르고, 웅장해도 웅장한 줄 모르게, 사납기는 말할 수도 없으므로 이를 해역이라 한다.』

2

≪靈樞經≫에는 다음과 같은 말이 있다.

『골수가 상하면 녹아서 정강이가 시큰거리며 몸이 풀려 완연히 가지 못한다. 가지 못한다는 말은 능히 걸음을 걷지 못함을 이름이다.』

3

나는 이렇게 생각한다.

『이 증세는 곧 태양인의 허리와 척추병이어서 가장

중한 증세이다. 큰 슬픔을 경계하고 노여움을 멀리하고, 맑고 안정된 수양을 닦은 뒤에야 그 병은 나을 수 있다. 이 증세에는 마땅히 오가피장척탕(五加皮壯脊湯)을 써야 한다.』

4

해역이란 상체는 건강하나 하체가 불완전하여 다리 힘으로 걷지 못하는 것이다. 다리는 마비되거나 종기의 아픔도 없고, 건강하여도 건강한 줄 모르고 추워도 추운 줄 모르며, 뜨거워도 뜨거운 줄 모르게 그 병은 허리와 척추병이 된다.

해역증이라는 것이 있는데, 이는 반드시 심한 한랭증도 없이 열이 나고 온몸이 아픈 증세이다.

태양인이 만일 심한 오한증이 나고 열이 나며 온몸이 아픈 증세가 있다면, 이는 허리와 척추에 표기(表氣)가 충만한 것이다. 그 병은 다스리기 쉽고 그 사람 역시 건강한 사람이리라 생각한다.

Ⅶ 太陽人內觸小腸病論

1

주진형(朱震亨)은 다음과 같이 말하였다.

『열격(噎膈)과 반위(反胃)의 병은 혈액이 함께 소모하고 위완이 메마른다. 그 메마름이 위에 있어서 목구멍에 가까우면 물은 먹을 수가 있으나 식물은 들어가기 어렵고, 들어가더라도 역시 많지 않은데 그를 일러 열이라 한다. 그 메마름이 아래에 있어서 밥통에 가까우면, 먹을 것은 비록 들어갈 수는 있으나 다 밥통에 들어가기는 어려울 것이요, 이윽고 다시금 나오는 것을 일러 격이니 반위니 한다. 대변이 메마르고 적어서 마치 염소 똥 같다. 이름은 비록 같지 않으나 병이 나는 것은 한가지다.』

그는 또 다음과 같이 말하였다.

『상초(上焦)가 열격되어 밥이 들어가면 위완이 염통에 마쳐서 아프다가 얼마 안 되어 토해 내고 밥이 나온 뒤에 아픈 것이 곧 그칠 것이다. 중초(中焦)가 열격되면 식물이 내리기는 하나 밥통에 다 들어가기는 어렵고 이윽고 다시금 나온다. 하초(下焦)가 열격되면 아침에 먹은 것은 저녁에 토하고 저녁에 먹은 것은 이튿날 아침에 토한다. 기혈이 모두 허한 자는 입 속에서 거품을 많이 흘린다. 다만 거품이 많이 나오는 자는 반드시 죽고 내변이 염소 똥같은 자는 다스리기 어렵다. 또 음식을 싱겁게 먹지 못하는 자도 다스리기 어려울 것이다.』

2

장계봉(張雞峯)은 다음과 같이 말하였다.

『열(噎)은 반드시 고민에서 나온 병인만큼, 오직 마음을 편안히 하여 스스로 수양을 하여야 가히 다스릴 수 있을 것이다.』

3

공신의 ≪醫鑑≫에는 다음과 같이 말하였다.

『반위와 격과 열(噎)은 병을 받은 것이 모두 열격의 증세로, 허에도 속하지 않고 실에도 속하지 않으며, 냉에도 열(熱)에도 속하지 않는 곧 신경계의 한 병이다.』

4

나는 이렇게 생각한다.

이 증세는 곧 태양인 소장병으로서 가장 중한 증세이다.

반드시 노여움을 멀리하고 맛나는 음식을 끊은 연후에야 그 병은 나을 수 있을 것이다. 이 증세에는 마땅히 선후등식장탕(獼猴藤植腸湯)을 써야 한다.

5

식물이 밖으로부터 들어갈 때 장애가 되는 것을 열이

라 하고, 안으로부터 받을 때 거절하는 것을 격이라 이른다. 아침에 먹은 것을 저녁에 토하고 저녁에 먹은 것을 이튿날 아침에 토하는 것을 반위라 이른다.

그러나 아침에 먹은 것을 저녁에 토하고 저녁에 먹은 것을 아침에 토하는 것은 먹은 통째로 다 토한 것이 아니라, 장애물이 있어서 밥통 위 어귀에서 거절당한 것이, 하룻밤을 묵은 뒤에 저절로 토하게 된 것이고 보면 반위 역시 열격이다. 대개 열격은 위완의 열격이요 반위는 위구의 열격이어서 동일한 증세이다.

열격증이 있는 자는 반드시 배앓이와 위장이 울리는 증세와 설사와 이질의 증세는 없다. 태양인이 만일에 배앓이와 위장이 울리는 증세와 설사와 이질 등의 증세가 있다면, 소장 속에 이기(裏氣)가 충만한 것인만큼 그 병증은 다스리기가 쉬울 뿐만 아니라 그 사람 역시 건강한 자일 것이다.

6

해역(解㑊)과 열격은 모두 중증이요, 중증 중에서도 경중의 등급이 있다. 해역이 되고 열격이 없으면 해역의 가벼운 증세이고, 열격을 하면서도 해역이 안 되는 것은 열격의 가벼운 증세이다. 만일에 해역에다 열격을 겸하고 열격에다 해역을 겸하면, 그것의 중하고 험한 증세는 이루 다 말할 수 없다. 중하고 험한 중에 또 경중이 있다. 태양인은 감질나는 것이다.

7

열격은 사경에 이르기 전에 기거와 음식이 보통 사람과 같기 때문에 반드시 늘 앓는 병으로 보기 쉬우므로, 위경에 들어간 뒤에는 회복할 수가 없다.

나는 타고난 위장이 태양인이었으므로 일찍이 이 병을 얻어서 6,7년을 구토하고 침과 거품을 흘린 뒤에, 몇십 년 동안 조리하여 다행히 요사(夭死)를 면하였던 것이다.

이제 이 일을 기록하여 태양인의 병자에게 경계하려 한다. 만일 이를 다스리는 방법을 논한다면, 한 마디 말로 하여 노여움을 멀리하여야 한다.

8

태양인은 뜻은 강하나 조짐이 약한 것이다. 뜻이 강하면 위완의 기운이 위로 달하여 날숨의 흩어짐이 지나쳐서 넘어갈 것이요, 조짐이 약하면 소장 기운이 속을 뜨겁게 하여 들숨의 모임이 지탱할 수 없이 주리는 것이다. 그러므로 그 병이 열격과 반위가 된다.

9

어떤 사람이 나에게 묻기를,

『주진형이 열격과 반위를 논하면서, 혈액이 모두 소모되고 위완이 메말라서 식물이 들어가기 어렵다 하였는데 그 말이 어떠냐?』

고 하기에 나는 다음과 같이 대답하였다.

『물과 곡식은 밥통으로 들어가면 지라가 호위하여 주고 대장으로 나오면 콩팥이 호위하여 주는 것이다. 지라와 콩팥은 물과 곡식을 출납하는 창고로서 번갈아 가면서 보사(補瀉)한다. 기운과 진액(津液)은 위완에 불어낼 때에 허파가 호위하고 소장으로 들이쉴 때에는 간이 호위를 하는 것이다. 허파와 간은 기운과 진액을 호흡하는 창문으로서 번갈아 가면서 진퇴를 한다. 그러므로 소양인의 대장에는 물과 곡식을 내는만큼, 음한한 기운이 부족하면 밥통 속에 물과 곡식을 들여서 양열의 기운이 반드시 성할 것이다. 태양인의 소장은 기운과 진액을 불어 내는만큼, 음량(陰涼)한 기운이 부족되면 위완에서 기운과 진액을 불어 내어 양온(陽溫)한 기운이 반드시 성할 것이다. 위완의 양온한 기운이 지나치게 성하면 위완의 혈액이 메마르는 것은 그 형세가 그럴 수밖에 없다. 그러나 이는 비단 그것이 메말라서 그럴 뿐이 아니라, 위로 불어 내는 기운은 지나치고 가운데로 들어온 기운은 너무나 지탱하기 어려우므로, 식물을 흡수하여 들이지 못하고 도리어 뿜어내고 마는 것이다.』

10

혹자는 말하기를,

『주진형의 이른바 열격이나 반위는 그것이 애당초 소음·소양·태음인의 병으로 다룬 것이 아닌 줄도 모르고, 그대가 반드시 태양인의 병으로 고정을 시킨 것은 무슨 이유인가. 또 ≪內經≫에서 논한 해역은 그것이 애당초 소음·소양·태음인의 병으로 다룬 것이 아닌 줄도 모르고, 그대가 반드시 태양인의 병으로 고정을 시킨바 이것은 너무나 억지로 부회(附會)한 것이나 아닐까, 그 이론을 듣고자 하네.』

하기에, 나는 다음과 같이 대답하였다.

『소양인은 구토가 있으면 반드시 심한 열이 나는 것이요, 소음인은 구토가 있으면 반드시 심한 한기가 나는 것이야. 태음인은 구토가 있으면 반드시 병이 낫는 것이거늘, 이제 이 열격과 반위는 차갑지도 않고, 뜨겁지도 않고 실하지도 않고 허하지도 않은바, 이것이 태양인의 병이 아니고 무엇이겠나. 해역이란 상체는 건강하면서도 하체가 잘 안 풀려서 정강이가 시어서 다니지 못함을 이르는 것이다. 소음·소양·태음인이 이 증세가 있다면 다른 증세가 첩출하여, 추위도 추운 줄 모르고 뜨거워도 뜨거운 줄 모르고, 약해도 약한 줄 모르고, 건강해도 건강한 줄 모르는 이치가 없을 것이다.』

11

혹자는 말하기를,

『그대가 태양인 해역병을 다스리는 것을 논하는데, 큰 슬픔을 경계하고 노여움을 멀리하고 맑고 안정함을 닦아야 한다 하고, 또 열격병을 다스리는 방법을 논할 때 노여움을 멀리하고 맛 좋은 음식을 끊어야 한다고 주장하였는데, 이는 아마 태양인 해역병이 열격병보다 더 중하여 큰 슬픔으로 상한 것보다 더 중증이어서 그런 것이 아닐까?』

하기에, 나는 다음과 같이 대답하였다.

『아니다. 태양인의 열격병은 해역병에 비하여 너무나 중하고, 노여운 마음에서 상하는 것이 슬픈 마음에서 상하는 것에 비하여 너무나 중한 것이다. 태양인의 슬픈 마음이 심화하면 표기를 상하려 하고, 노여워하는 마음이 폭발되면 이기를 상하게 하기 때문에 해역 표증에는 슬픔을 멀리하고 노여움을 멀리 할 것을 아울러 말한 것이다.』

그는 또 묻기를,

『그러면 소양인의 노여움은 입과 방광의 기운을 상하게 하고, 그 슬픔은 콩팥과 대장의 기운을 상하게 하며, 소음인의 낙성(樂性)은 눈과 등골뼈를 상하게 하고, 그 희정(喜情)은 지라와 밥통의 기운을 상하게 하며, 태음인의 희정은 귀에 뇌추(腦顀)의 기운을 상하게 하고, 그 낙성은 허파와 위완의 기운을 상하게 하는 것이라는 말인가?』

하기에, 나는 그렇다고 대답하였다.

12

태양인의 대변은 첫째는 미끄러워야 할 것이요, 둘째로는 덩이가 굵고 분량이 많아야 하며, 소변은 첫째로 많아야 하고 둘째로는 자주 보아야 한다. 얼굴빛은 희어야 하고 검어서는 아니 될 것이며, 살은 여위어야 하고 살져서는 아니 된다.

명치 밑에 덩이가 있어서는 아니 된다. 그 덩이가 삭으면 병이 가벼워서 사라지기 쉽고, 덩이가 크면 병이 중하여 그 덩이가 사라지기 어렵다.

Ⅷ

本草所載太陽人病經驗要藥單方十種及李梴龔信經驗要藥單方二種

1

≪本草≫에는 다음과 같이 말하였다.

『오가피는 두 다리가 아프고 마비되는 데, 골절이 오그라드는 데, 마비와 앉은뱅이 따위를 다스린다. 세 살 난 아이가 걷지 못하는 데 이를 쓰면 곧 다니게 된다.』

2

소나무 마디는 다리가 연약한 것을 다스린다.

3

모과(木瓜)는 구역증(嘔逆症)을 그치게 한다. 달여서 그 즙을 마시면 가장 이상적이다.

4

포도 뿌리는 구역과 게우는 것을 그치게 한다. 짙게 달여서 즙을 취하여 조금씩 마시면 좋을 것이다.

5

미후도는 그 즙을 마셔서 열옹(熱壅)과 반위를 다스린다. 등즙(藤汁)은 미끄럽게 하며 밥통이 막히고 토하거나 구역이 나는 것을 주로 다스린다.
딜여서 그 즙을 마시면 심히 이상적이다.

6

노근은 마른 구역과 열기와 번민을 다스린다. 이에는 노근 5냥을 물에다 달여서 서 되를 마시지 않아서 곧 나을 것이다.

7

방합(蚌蛤)은 반위와 토식을 다스린다.

8

붕어는 반위를 다스린다.

9

순채(蓴菜)에다 붕어를 넣어서 국을 끓여 먹으면, 반위증으로서 먹은 것이 내리지 않음을 다스릴 수 있고 구역도 그치게 된다.

10

교맥(蕎麥)은 장위(腸胃)를 채우고 기력을 돕는다.

11

이천은 다음과 같이 말하였다.

『방아공이에 묻은 단겨는 열증에 먹은 것이 내려가지 않고 인후가 막히는 것을 다스린다. 보드라운 겨 1냥쭝을 흰 죽에 다 타서 마신다.』

12
공신은 다음과 같이 말하였다.
『방합은 반위를 다스린다.』

IX 新定太陽人病應用設方藥二方

1

〈五加皮壯脊湯〉오가피 4돈, 모과 2돈, 청송절 2돈, 포도근 1돈, 노근 1돈, 앵도육 1돈, 교맥미 반 순갈

청송절(靑松節)은 관재(關材)이므로 좋은 솔잎으로 대용하여야 한다. 이 방법은 표증을 다스린다.

2

〈獼猴藤植腸湯〉미후도 4돈, 모과 2돈, 포도근 2돈, 노근 1돈, 앵도육 1돈, 오가피 1돈, 송고(松芯) 1돈, 서두강(序頭糠) 반 순갈

미후도는 궐재(厥材)이므로 등(藤)으로 대용해야 한다. 이 방문은 이증을 다스린다.

3

무릇 나물과 과실 등속은 청평소담(淸平消痰)의 약이므로 모두 간약이고 조개 등속 역시 간을 보하는 것이다.

4

나는 이렇게 생각한다.

약에 경험이 넓지 못한 것은 병에 경험이 넓지 못하기 때문이다. 태양인의 숫자는 예로부터 드물므로 옛 방서(方書) 중 그 증세에 관한 약은 실린 것이 적었다.

이제 이 오가피장척탕(五加皮壯脊湯)이나 선후등식장탕(獼猴藤植腸湯)은 방문 만들 때 이미 초라하여 넓지는 못하다. 그러나 태양인 병자에게 하여금 이 두 방문을 갖고 상세히 그 이치를 연구·변통하여 방문을 만들면 좋은 약이 없음을 걱정하지 않을 것이다.

X 廣濟說

1
1세부터 16세에 이르기까지를 유년이라 하고, 17세부터 33세에 이르기까지를 소년이라 한다. 33세로부터 48세에 이르기까지를 장년이라 하고, 49세로부터 64세에 이르기까지를 노년이라 이른다.

2
대체 사람이 유년에는 문견을 좋아하고 능히 사랑과 공경을 할 줄 알아서 마치 저 봄철에 돋아나는 싹과 같다.

소년은 용맹을 좋아하고 능히 솟아나고 재빨라서 마치 저 여름철에 자라나는 곡식과 같다.

장년은 교결(交結)을 좋아하고 능히 몸을 수식할 줄 알아서, 마치 저 가을철에 거두는 열매와 같다.

노년은 계책을 좋아하고 능히 비밀을 지킬 줄 알아서, 마치 저 겨울철에 갈무리하는 뿌리와 같다.

3
유년 시절에 문자를 좋아하는 자는 유년 중의 호걸이요, 소년 시절에 어른을 공경할 줄 아는 자는 소년 중의 호걸이다. 장년 시절에 뭇사람을 널리 사랑할 줄 아는 자는 장년 중의 호걸이요, 노년 시절에 쓸모 있는 사람이라는 이름을 보전하는 자는 노년 중 호걸이다.

훌륭한 재능이 있으면서도 십분 아름다운 심술에 쾌족하는 자는 참 호걸이요, 훌륭한 재능이 있으면서도 끝까지 십분 심술에 만족하지 못하는 자는 재능이 있을 뿐이다.

4

유년 7,8세 전에는 견문이 미치지 못하여 희로애락에 접하게 되면 병이 생기는 것인바, 인자로운 어머니가 마땅히 그를 보호하여야 할 것이다.

소년 24,25세 전에 용맹이 미치지 못하여 희로애락에 접하게 되면 병이 생기는 것이므로, 슬기 있는 아버지나 재능을 지닌 형이 마땅히 그를 보호하여야 할 것이다.

장년 48,49세 전에는 어진 아우와 좋은 벗들이 그를 도와 주어야 할 것이요, 노년 56,57세 전에는 효자와 효손들이 그를 부양하여야 할 것이다.

5

착한 사람 집에는 착한 사람이 반드시 모일 것이요, 악한 사람의 집에는 악한 사람이 반드시 모일 것이다.

착한 사람이 많이들 모이면 착한 사람의 장기(臟氣)가 활동할 것이요, 악한 사람이 많이들 모이면 악한 사람의 심기가 왕성할 것이다.

술과 색, 재물과 권세를 좋아하는 집에는 악한 사람이 많이들 모여들므로, 그 집의 효자와 효부는 병을 얻게 된다.

6

권력을 좋아하는 집에는 붕당이 모이는 것이므로 그 집을 망하게 하는 것은 붕당이요, 재물을 좋아하는 집에는 자손이 교만하고 어리석으므로 그 집을 패망하게 하는 것은 자손일 것이다.

7

사람의 집에 모든 일이 이루어지지 않고 질병이 잇따르고, 선악이 서로 버텨서 그 집이 장차 패하게 될 때에는, 오직 명철한 자부(慈父)와 효자가 있어야만 처리할 방법이 있을 것이다.

8

교만·사치도 수명을 감하고, 게으르고 느림도 수명을 감하고, 소견이 좁고 성질이 급한 자도 수명을 감하고, 탐욕하는 자도 수명을 감할 것이다.

9

사람됨이 교만하고 사치로우면 반드시 사치와 여색을 탐할 것이요, 나태하면 반드시 술을 좋아할 것이다. 소견이 좁고 성질이 급하면 반드시 권세를 다툴 것이요, 탐욕스러우면 반드시 재물에 희생을 당할 것이다.

10

 간약(簡約)함도 장수를 누리고 근간(勤幹)도 장수를 누리며, 경계(警戒)도 문견도 장수를 누리는 것이다.

11

 사람됨이 간약하면 반드시 사치와 여색을 멀리할 것이요, 근간하면 반드시 술에 조촐할 것이다. 경계하면 반드시 권세를 피할 것이요, 문견이 넓으면 반드시 재화(財貨)에 깨끗할 것이다.

12

 거처가 황량함은 여색을 탐한 까닭이요, 행신이 용렬함은 술을 좋아하는 까닭이다. 마음이 괴롭고 산란한 것은 권세를, 일이 어수선한 것은 재화를 좋아하는 까닭이다.

13

 만일에 숙녀를 공경할 줄 알면 여색은 중도(中道)를 얻을 것이다. 좋은 벗을 사랑할 줄 알면 술에서 밝은 덕을 얻을 것이다. 어진 사람을 높일 줄 알면 권세에도 바른 방법을 얻을 것이요, 궁민을 보호할 줄 알면 재화에도 완전한 공을 이룰 것이다.

14

 예로부터 주·색·재·권을 경계하는 것을 네 담장이라 하여 감옥에다 비유하였는데, 이는 비단 일신의 수

요(壽夭)와 한 집의 화복이 매였을 뿐만 아니라, 천하의 치란이 역시 이에 딸린 것이다.

만일 온 천하의 주·색·재·권에 사리에 어그러지는 기운이 없다면, 거의 요·순과 주남·태남(台南)의 시대에 가까울 것이다.

15

무릇 사람이 간약하고 근간하고 경계하고 문견이 넓어서, 네 가지가 원만하고 완전한 자는 저절로 상수(上壽)할 것이다.

간약·근간·경계나 또는 문견·경계·근간 중의 세 가지를 갖춘 자는 그 다음의 장수를 누릴 것이다.

교만하고 사치스러우면서 근간하고 경계하면서도 탐욕스럽거나, 또는 간약하면서도 나태하고 편급하면서도 문견이 있어 두 가지를 갖춘 자는, 공경하면 수를 할 것이요 태만하면 요절을 할 것이다.

16

무릇 사람이 공경하면 반드시 수를 할 것이요, 태만하면 반드시 요절을 할 것이다. 근근(謹勤)하면 반드시 수를 할 것이요, 허탐하면 반드시 요절을 할 것이다.

주린 자의 위장에 급히 먹을 것을 얻으면 위장 기운이 탕진할 것이요, 탐욕한 사람이 급히 재물을 얻으면 인품이 없어질 것이다. 주려도 편안할 것인바 주리면 위장 기운이 그런대로 남아 있을 것이요, 가난하여도 편안할 것인바 가난하면 그런대로 인격을 세울 수 있을 것이다.

그러므로, 음식에는 능히 주림을 참고서 배부름을 탐내지 않기로 삼가고, 의복에는 능히 추위를 견뎌서 다사로운 것을 탐내지 않기로 삼갈 것이다. 근력은 능히 부지런하여 안일을 탐하지 않게끔 조심할 것이요, 재물은 능히 근실하여 구차히 얻지 않게끔 삼갈 것이다.

17

산골 사람은 견문이 없어서 재앙과 요절을 만나고, 시정 사람은 간약을 못하여 재앙과 요절을 만난다. 시골 사람은 근간을 못하여 재앙과 요절을 만나고, 글 읽는 사람은 경계를 못하여 재앙과 요절을 만난다.

18

산골 사람은 마땅히 견문을 넓혀야 할 것이니, 견문이 있으면 복수(福壽)한다. 시정 사람은 마땅히 간약을 힘써야 할 것이니, 간약이 있으면 복수할 것이다. 시골 사람은 마땅히 근간을 힘써야 할 것이니, 근간이 있으면 복수할 것이다. 사림(士林) 중 사람은 마땅히 경계를 힘써야 할 것이니, 경계를 한다면 복수할 수 있을 것이다.

19

산골 사람이 만일 견문이 있다면, 이는 다만 복수할 뿐 아니라 그 사람이 곧 산골의 호걸이요, 시정 사람이 만일에 간약한다면, 이는 다만 복수만 할 뿐 아니라 시징의 호걸이나. 시골 사람이 만일에 근간을 한다면, 이는 다만 복수만 할 뿐 아니라 그 사람이 곧 시골의 호걸이다. 사림 중 사람이 만일에 경계가 있다면 이는 다만 복수만 할 뿐만 아니라, 그 사람이 곧 사림의 호걸일 것이다.

20

혹자가 나에게 묻기를,

『농부는 원래 가장 역작(力作)하기에 부지런한 자임에도 불구하고 어째서 근간을 못한다 하며, 선비는 원래 글을 읽어서 가장 경계를 잘하는 자임에도 불구하고 어째서 경계를 못한다 이르는 것인가?』

하기에 나는 다음과 같이 대답하였다.

『백 이랑의 밭이 다스려지지 않는다고 걱정하는 것은 농부의 임무이나, 농부를 선비에다 비하면 참으로 나태한 자이다. 선비는 약간의 글을 읽었으므로 마음에는 망령되이 긍지를 갖고, 농부는 목불식정(目不識丁)이어서 마음으로는 늘 경계하는 것인데, 선비를 농부에 비유하면 참으로 경계를 못하는 자일 것이야. 만일 농부가 글자 아는 데 부지런하고 선비가 역작에 익숙하다면, 바탕이 고르고 긴밀할 것이요 장기(臟氣)가 꿋꿋하지 않겠는가.』

21

 교사로운 자의 마음은 여염집의 생활을 멸시하고 천하의 가정을 가볍게 여겨, 그 안계(眼界)가 교호(驕豪)하여 살림살이의 쪼들림에 전혀 어둡고, 재력의 도모에도 졸렬하고 매양 여색에 빠져 죽을 때까지 깨닫지 못한다.

22

 나태한 자의 마음은 극히 거칠어 조그마한 것을 헤아리지 않고 매양 헛된 계산만을 한다. 대개 그의 마음에는 몹시 근간을 꺼리는 까닭으로 그 몸을 취중의 황홀경으로 도피시켜 잠시 근간을 피하려는 계획만을 한다. 무릇 나태한 자는 술에 방종하지 않는 자가 없다. 오직 술에 방종한 자를 보면 반드시 나태한 사람으로서 마음이 거친 것을 알고도 남음이 있다.

23

 주색이 능히 사람을 죽인다. 사람들은 모두 이르기를,

『주독은 창자를 마르게 하고, 색로(色勞)는 정력을 고갈시키는 것이다.』

 한다. 그러나 이는 다만 그 하나만을 알고 둘은 알지 못하는 것이다. 술에 방종한 자는 그 몸이 부지런한 것을 싫어하여 걱정이 태산 같고, 여색에 매혹된 자는 그 계집에 깊이 탐닉하여 걱정이 칼 같아서, 만단의 비뚤

어진 마음과 주독·색로가 힘을 아울러 쳐서 사람을 죽이게 된다.

24

광동(狂童)은 반드시 음녀(淫女)를 사랑하고 음녀 역시 광동을 사랑한다. 어리석은 지아비는 반드시 질투하는 아내를 사랑하고, 질투하는 아내 역시 어리석은 지아비를 사랑하는 것이다.

이치로 생각하면 음녀는 결코 광동의 배필이요, 우부(愚夫) 역시 투부(妬婦)의 배필일 것이다. 대개 음녀와 투부는 악인이나 천인의 배필은 될지언정 군자나 귀인의 배필은 될 수 없다.

칠거지악(七去之惡)에 음(淫)과 투(妬)가 으뜸으로 치는데, 세속에서는 투 자의 뜻을 잘 모르고 다만 뭇첩을 증오하는 것으로 해석하는 것이다.

귀인은 그 가계(家系)를 잇는 것이 가장 중한 일이므로, 그 부인은 반드시 귀인이 첩을 얻는 데 증오심을 가질 리가 없겠다. 그러나, 집안을 어지럽게 하는 근본은 미상불 축첩에 있지 않음이 아니므로 부인으로서 뭇첩들의 요사스러움을 증오함은 오히려 여자의 어진 덕이 될 듯한데, 이것을 투 자의 뜻으로 보는 것이 옳겠는가.

《詩經》에는 다음과 같은 글귀가 있다.

　복사꽃 하늘하늘

그 잎새는 성하여라
임이시여 시집가니
그 집 사람 사랑하리
桃 之 夭 夭
其 葉 蓁 蓁
之 子 于 歸
宜 其 家 人

「그 집 사람들이 사랑한다」는 것은 그가 어진 이를 좋아하고 착한 일을 즐겨 온 집안 사람에게서 사랑을 받는다는 의미이다. 그 집 사람에게서 사랑을 받지 못한다는 것은 어진 이와 재능을 지닌 이를 질투하여, 그 집 사람들에게 빈축을 사는 것을 이름이다.

대체 사람의 집에 질병이 잇따르고, 죽음이 잦고 자손이 못 나고 자산이 탕진되는 것은, 질투 심한 지어미가 어질고 재능 지닌 지아비에게 질투를 한 소치일 것이다.

25

천하에, 악인이 어질고 유능한 자를 미워하는 것보다 더한 것이 없고, 착한 사람이 어진 이를 좋아하고 착한 이를 사랑하는 것보다 더 중한 것은 없을 것이다.

어진 이와 착한 이를 질투하지 않고서 악한 일을 한 자는 그 악이 반드시 극도에 달한 것은 아닐 것이요, 어진 이와 착한 이를 좋아하지 않으면서 착한 일을 한 자는 그 착한 것이 크지는 못할 것이다.

상세히 옛 역사를 상고하여 보건대, 천하 사람의 병은 모두 어질고 유능한 이를 실투함이요, 천하 사람의 병을 구출하는 것도 어진 이와 착한 이를 사랑하게 함이다. 그렇다면, 어진 이와 유능한 이를 질투하는 것은 천하에 가장 많은 병이요, 어진 이를 좋아하고 착한 이를 기뻐하는 것은 천하에 큰 약이라고 생각된다.

XI 四象人辨證論

1

태음(太陰)·소음(少陰)·태양(太陽)·소양인(少陽人)은, 요즈음 눈으로 보아 한 고을 인구 숫자가 대략 만 명이라면, 태음인이 5천, 소양인이 3천, 소음인이 2천 명 정도다. 그에 비하여, 태양인의 숫자는 극히 적어서 한 고을 중 3,4명, 또는 10여 명에 지나지 않는다.

2

태양인(太陽人)은 체형·기상·뇌추(腦傾)의 기세(起勢)는 건장하면서도 허리 둘레의 입세(立勢)는 연약하다.

소양인은 체형·기상·흉금의 포세(包勢)는 건장하면서 방광의 좌세는 약하다.

태음인은 체형·기상·요위의 입세는 건장하면서도 뇌추의 기세는 약하다.

소음인은 체형·기상·방광의 좌세는 건장하면서도 흉금의 포세가 약하다.

3

태양인은 성질은 의사 소통에 장점이 있어서 재간이 교제에 능하고, 소양인은 굳세고 씩씩함이 장점이어서

일 처리하는 재간이 능하다. 태음인은 성취에 장점이 있어서 재간이 거처에 능히고, 소음인은 단정하고 징중함이 장점이어서 재간이 당여(黨與)에 능하다.

4

태양인의 체형은 원래 분간하기 어렵지 않으나, 그 숫자가 드물기 때문에 가장 분간하기 어렵다.

그 체형과 뇌추의 기세가 강왕하고 성질이 활달하고 또 과단성이 있다.

그의 열격(噎膈)·반위(反胃)·해역증(解㑊症) 등도 분간하기 어렵지는 않으나, 그 병이 중하고 위험한 경지에 이르지 않기 전에는, 별로 큰 증세가 나타나지 않으므로 완전히 병이 없는 건강한 사람과 같다.

그러나 소음인 노인도 역시 열증이 있느니만큼, 태양인으로 잘못 알고 다스려서는 아니 된다.

5

태양인 여자의 체형은 튼튼하나 간이 작고 옆구리가 좁고, 자궁이 빈약하므로 생산을 하는 이가 드물다. 육축(六畜) 중에 태양체(太陽體)의 암마소가, 체형은 튼튼하나 역시 새끼를 잘 낳지 못하는 것을 보더라도 그 이치를 미루어 알 수 있을 것이다.

소양인의 체형은 위는 장성하나 아래는 허하고, 가슴은 실하나 발은 가볍다. 날쌔고 날카로워 용맹을 좋아하고, 그 숫자도 많아서 사상인(四象人) 중에 가장 분간하기 쉽다.

6

 소양인 중에는 혹은 왜소하고 고요하며 아담하여 그 외형이 흡사 소음인과 같은 자가 있으므로, 그 병세의 한열을 잘 살펴서 자세히 증세를 잡아야 할 것이요, 그릇 소음인으로 다스려서는 아니 된다.

 태음·소음인은 체형이 약간 서로 방불하여 판정하기 어려우나, 병증을 살펴보면 반드시 분간하지 못할 것도 없다.

 태음인은 허한(虛汗)이 나면 건강하고 소음인이 허한이 나면 큰 병이요, 태음인이 굳세고 면밀하면 완실한 것이다.

 태음인은 흉격에 정충증(怔忡症)이 있고, 소음인은 수족에 문란증(悗亂症)이 있다. 태음인은 눈초리에 상인증(上引症)과 눈동자에 내동증(內疼症)이 있으나, 소음인은 이러한 증세가 없다.

 소음인은 평시에 호흡이 고르나, 가끔 한 차례씩 긴 한숨이 있음에 비하여, 태음인은 이러한 긴 한숨은 없다.

 태음인은 학질 오한 중에도 능히 냉수를 마시곤 하나, 소음인은 학질 오한 중에 냉수를 마시지 않는 것이 독특한 증세이다.

 태음인의 맥은 길면서 팽팽하고 소음인의 맥은 느리면서 약하다. 태음인의 살은 꿋꿋하고 소음인의 살은 연하다. 태음인은 용모·사기(詞氣)·기거에 위의가 있어 정돈되고 의젓하며, 소음인은 용모·사기·기거가 사연스러우면서 까다롭지 아니하고 약삭빠르고 재치있다.

7

소음인의 체형은 왜소하면서도 간혹 큰 사람도 없지 않아 더러는 8,9척이나 장대한 자가 있다.

태음인의 체형은 장대하면서도 가끔 6척이 되는 왜소한 자도 없지 않다.

8

태음인은 늘 겁심(怯心)이 있다. 겁심이 가라앉으면 처신하는 것이 익숙하고, 헤아림이 깊어서 도에 나아갈 수 있을 것이나, 겁심이 더욱 많으면 질곡에 방심하여 죽게 된다. 만일 겁심이 파심(怕心)에 이르면 큰 병이 발작되어 정충증이 생길 것이다. 이 정충증은 태음인의 중증이다.

9

소양인은 늘 구심(懼心)이 있다. 그 구심이 가라앉으면 처신하는 것이 익숙하고, 헤아림이 깊어서 도에 나아갈 수 있을 것이나, 구심이 더욱 많으면 질곡에 방심하여 죽게 된다.

만일 구심이 공심(恐心)에 이르면 큰 병이 발작하여 건망증이 생길 것이다. 이 건망증은 소양인 병 중의 험증이다.

10

　소음인은 늘 불안정한 마음이 있다. 그 불안정한 마음이 가라앉으면 지라의 기운이 곧 살아날 것이다.

　태양인은 늘 급박한 마음이 가라앉으면 간혈이 곧 조화로울 것이다.

11

　소음인은 인후증(咽喉症)이 있다. 그 병은 가장 중하면서도 완병(緩病)이니만큼 등한히 놓아 둘 수는 없다.

　이에는 마땅히 삼계팔물탕(蔘桂八物湯)이나 혹은 노루의 간과 금사주(金蛇酒)를 써야 할 것이다.

12

　태양인으로서 8,9일 동안 대변불통증(大便不通症)이 있는 것은 위태한 증세는 아닌만큼 의혹할 것이 없으나, 역시 약을 쓰지 않을 수 없다. 이에는 마땅히 미후등오가피탕(獼猴藤五加皮湯)을 써야 한다.

13

　태양인은 소변이 왕성하고 많으면 완실하여 병이 없고, 태음인은 한액이 잘 통하면 완실하여 병이 없다. 소양인은 대변이 잘 통하면 완실하여 병이 없고, 소음인은 음식의 소화가 잘 되면 완실하여 병이 없을 것이다.

14

　태양인이 열격(噎膈)이 되면 위완의 상초(上焦)가 산

활(散豁)하여 바람과 같고, 태음인이 이질을 하면 소장의 중초(中焦)가 질색하여 안개와 같다.

소양인이 대변이 불통하면 흉격이 반드시 열화와 같고, 소음인이 설사가 그치지 않으면 배꼽 밑이 반드시 얼음처럼 차가울 것이다.

그러므로 밝게 그 체질을 알고 또 밝게 그 증세를 안다면, 약의 응용에 있어서 반드시 의심할 것이 없을 것이다.

15

인물 형용을 자세히 상량하여 두세 차례 연구하여도 미혹되는 것이 있을 때에는, 병증을 참고하여 잘 보아서 의심이 없는 연후에 약을 써야 할 것이다.

가장 경솔히 다루지 못할 것은 한 첩의 약을 그릇 쓰는 것이다. 중증과 험증에는 한 첩 약이 반드시 사람을 죽인다.

16

동타(董陀)는 다음과 같이 말하였다.

『양생(養生)의 술(術)은 매양 작은 노동을 할 것이요, 크게 피로하여서는 아니 된다.』

17

어떤 노인은 다음과 같이 말하였다.

『사람은 하루에 두 차례를 먹을 것이요, 너덧 차례를 먹어서는 아니 될 것이다. 또 이미 먹은 뒤에 또 더 먹지 말 것이니, 그렇게 하면 반드시 장수를 하지 않을 수 없을 것이다.』

18

나는 그 뒤에 말을 계속하였다.

태음인은 늘 바깥을 살펴서 겁심(怯心)을 안정시켜야 하고, 소양인은 늘 안을 살펴서 구심(懼心)을 안정시켜야 한다. 태양인은 한 걸음을 물러서면서 늘 급박한 마음을 안정시켜야 할 것이요, 소음인은 한 걸음을 나아가 늘 불안정한 마음을 안정시켜야 할 것이다. 이렇게 한다면 장수하지 않을 수 없을 것이다.

19

나는 또 이렇게 말하였다.

태양인은 늘 노심(怒心)과 애심(哀心)을 경계하여야 하고, 소양인은 늘 애심과 노심을 경계하여야 한다. 태음인은 늘 낙심(樂心)과 희심(喜心)을 경계하여야 하고, 소음인은 늘 희심과 낙심을 경계하여야 한다.

20

대순(大舜)은 농사와 질그릇 굽기와 고기잡이와 같은 업을 남에게 배워서 잘하지 않는 것이 없었다.

공부자(孔夫子)가 다음과 같이 말하였다.

『세 사람이 함께 길을 가는데, 그 중에는 반드시 나의 스승이 있을 것이다.』

이 말씀으로 미루어 본다면, 천하 뭇사람의 재능을

성인(聖人)이 반드시 빨리 배우고 상세히 물어서 겸한 까닭에 능히 대이화(大而化)를 하는 것이다.

태음·소음·태양·소양인의 식견이나 재국(才局)은 제각기 장점이 있어서, 문필·사어(射御)·가무·읍양(揖讓)으로부터 바둑·장기의 작은 기량과 세세한 동작에 이르기까지, 여러 가지의 재주나 형태가 같지 않으면서 모두 그 정묘한 경지에 이르렀는바, 참으로 뭇사람의 재능이 조화 가운데 많고도 넓은 것을 알 것이다.

21

≪靈樞經≫ 중에 태소음양오행인(太少陰陽五行人)에 대한 이론이 있으나, 그는 대략 외형만을 얻은 것에 지나지 않고 장리(臟理)를 얻지 못하였다.

대개 태소음양인이라는 말은 먼 옛날부터 있는 말이지만, 다만 극진히 정(精)하게 연구하지 못하였다.

跋 (一)

  이 책은 계사년 4월 13일에 시작하여 晝思夜度, 頃刻을 쉴 사이 없이 하여 그 다음해 갑오년 4월 13일에 이르러서 少陰少陽人論은 대략 상세히 갖추었다. 그러나 太陽太陰人論은 겨우 간략하게 기술하였으니 이는 대개 경험이 고르지 못하고 정력이 이미 피로하여진 까닭이다.

  옛 기록에 「열어도 통달하지 못하면 생각을 하여야 한다」는 말이 있다.

  만일에 태양·태음인이 생각을 하여서 얻는다면 간략한 것이 어찌 해롭겠는가.

  만 호의 고을에서 한 사람이 질그릇을 굽는다면 그릇이 부족할 것이요, 百家의 동네에 한 사람의 의원이 있다면 活人이 부족할 것이다.

  이제 반드시 의학을 널리 밝혀서 집집마다 의술을 알고 사람마다 병을 안 연후에, 가히 온 세상 인류의 수명을 연장시키고 萬殊一元의 大道를 보전할 것이다.

                光緖 甲午 4月 13日
                    咸興 李濟馬는 漢南山中에서 畢書하다.

跋 (二)

아아, 슬프다. 公은 갑오년에 畢書한 뒤 을미년에 下鄕하여 경자년에 옛 初稿를 다시금 개정하였다.

性命論으로부터 태음인 등 諸論에 이르기까지는 각각 증감이 있고, 태양인 이하 세 편의 논문은 미처 增刪을 못하였으므로 이제 갑오년의 舊本으로써 출간하였다.

光武 5年 辛丑 6月

咸興郡 栗洞契에서 新刊하다.

門人
金永寬
韓稷淵
宋賢秀
韓昌淵
崔謙鏞
魏俊赫
李燮恒

옮긴이 약력

1917년 경북 안동 출생
성균관대학교대학원 수료(문학박사)
중화학술원 철사학위 수령
연세대학교 문과대 교수 역임

저 서
≪연암소설연구≫ ≪중국문학사조사≫
≪韓國漢文學史≫ ≪韓文學연구≫ 외 50여 권

동의수세보원 〈서문문고 167〉

개정판 인쇄 / 1999년 11월 30일
개정판 발행 / 1999년 12월 10일
옮긴이 / 이 가 원
펴낸이 / 최 석 로
펴낸곳 / 서 문 당
주 소 / 서울시 마포구 성산동 103-7호
전 화 / 322—4916~8 팩스 / 322-9154
등록일자 / 1973. 10. 10
등록번호 / 제13-16

초판 발행 / 1975년 4월 5일 * 잘못된 책은 바꾸어 드립니다

서문문고 목록

001~303
◆ 번호 1의 단위는 국학
◆ 번호 홀수는 명저
◆ 번호 짝수는 문학

001 한국회화소사 / 이동주
002 황야의 늑대 / 헤세
003 고독한 산책자의 몽상 / 루소
004 멋진 신세계 / 헉슬리
005 20세기의 의미 / 보울딩
006 가난한 사람들 / 도스토예프스키
007 실존철학이란 무엇인가 / 볼노브
008 주홍글씨 / 호돈
009 영문학사 / 에반스
010 쯔바이크 단편집 / 쯔바이크
011 한국 사상사 / 박종홍
012 플로베르 단편집 / 플로베르
013 엘리어트 문학론 / 엘리어트
014 모옴 단편집 / 서머셋 모옴
015 몽테뉴수상록 / 몽테뉴
016 헤밍웨이 단편집 / E. 헤밍웨이
017 나의 세계관 / 아인스타인
018 춘희 / 뒤마피스
019 불교의 진리 / 버트
020 뷔뷔 드 몽빠르나스 / 루이 필립
021 한국의 신화 / 이어령
022 몰리에르 희곡집 / 몰리에르
023 새로운 사회 / 카아
024 체호프 단편집 / 체호프
025 서구의 정신 / 시그프리드
026 대학 시절 / 슈토롬
027 태초에 행동이 있었다 / 모로아
028 젊은 미망인 / 쉬니츨러
029 미국 문학사 / 스필러
030 타이스 / 아나톨프랑스
031 한국의 민담 / 임동권
032 모파상 단편집 / 모파상
033 은자의 황혼 / 페스탈로치
034 토마스만 단편집 / 토마스만
035 독서술 / 에밀파게
036 보물섬 / 스티븐슨
037 일본제국 흥망사 / 라이샤워
038 카프카 단편집 / 카프카
039 이십세기 철학 / 화이트
040 지성과 사랑 / 헤세
041 한국 장신구사 / 황호근
042 영혼의 푸른 상흔 / 사강
043 러셀과의 대화 / 러셀
044 사랑의 풍토 / 모로아
045 문학의 이해 / 이상섭
046 스탕달 단편집 / 스탕달
047 그리스, 로마신화 / 벌핀치
048 육체의 악마 / 라디게
049 베이컨 수상록 / 베이컨
050 미뇽레스코 / 아베프레보
051 한국 속담집 / 한국민속학회
052 정의의 사람들 / A. 까뮈
053 프랭클린 자서전 / 프랭클린
054 투르게네프단편집 / 투르게네프
055 삼국지 (1) / 김광주 역
056 삼국지 (2) / 김광주 역
057 삼국지 (3) / 김광주 역
058 삼국지 (4) / 김광주 역
059 삼국지 (5) / 김광주 역
060 삼국지 (6) / 김광주 역
061 한국 세시풍속 / 임동권
062 노천명 시집 / 노천명
063 인간의 이모저모 / 라 브뤼에르
064 소월 시집 / 김정식
065 서유기 (1) / 우현민 역
066 서유기 (2) / 우현민 역
067 서유기 (3) / 우현민 역
068 서유기 (4) / 우현민 역
069 서유기 (5) / 우현민 역
070 서유기 (6) / 우현민 역
071 한국 고대사회와 그 문화 / 이병도
072 피서지에서 생긴일 / 슬론 윌슨
073 마하트마 간디전 / 로망롤랑
074 투명인간 / 웰즈

서문문고목록 2

- 075 수호지 (1) / 김광주 역
- 076 수호지 (2) / 김광주 역
- 077 수호지 (3) / 김광주 역
- 078 수호지 (4) / 김광주 역
- 079 수호지 (5) / 김광주 역
- 080 수호지 (6) / 김광주 역
- 081 근대 한국 경제사 / 최호진
- 082 사랑은 죽음보다 / 모파상
- 083 퇴계의 생애와 학문 / 이상은
- 084 사랑의 승리 / 모옴
- 085 백범일지 / 김구
- 086 결혼의 생태 / 펄벅
- 087 서양 고사 일화 / 홍윤기
- 088 대위의 딸 / 푸시킨
- 089 독일사 (상) / 텐브록
- 090 독일사 (하) / 텐브록
- 091 한국의 수수께끼 / 최상수
- 092 결혼의 행복 / 톨스토이
- 093 율곡의 생애와 사상 / 이병도
- 094 나심 / 보들레르
- 095 에머슨 수상록 / 에머슨
- 096 소아나의 이단자 / 하우프트만
- 097 숲속의 생활 / 소로우
- 098 마을의 로미오와 줄리엣 / 켈러
- 099 참회록 / 톨스토이
- 100 한국 판소리 전집 / 신재효, 강한영
- 101 한국의 사상 / 최창규
- 102 결산 / 하인리히 빌
- 103 대학의 이념 / 야스퍼스
- 104 무덤없는 주검 / 사르트르
- 105 손자 병법 / 우현민 역주
- 106 바이런 시집 / 바이런
- 107 종교론,국민교육론 / 톨스토이
- 108 더러운 손 / 사르트르
- 109 신역 맹자 (상) / 이민수 역주
- 110 신역 맹자 (하) / 이민수 역주
- 111 한국 기술 교육사 / 이원호
- 112 가시 돋힌 백합 / 어스킨콜드웰
- 113 나의 연극 교실 / 김경옥
- 114 목녀의 로맨스 / 하디
- 115 세계발행금지도서100선 / 안춘근
- 116 춘향전 / 이민수 역주
- 117 형이상학이란 무엇인가 / 하이데거
- 118 어머니의 비밀 / 모파상
- 119 프랑스 문학의 이해 / 송면
- 120 사랑의 핵심 / 그린
- 121 한국 근대문학 사상 / 김윤식
- 122 아는 여인의 경우 / 콜드웰
- 123 현대문학의 지표 외 / 사르트르
- 124 무서운 아이들 / 장콕토
- 125 대학·중용 / 권태익
- 126 사씨 남정기 / 김만중
- 127 행복은 지금도 가능한가 / B. 러셀
- 128 검찰관 / 고골리
- 129 현대 중국 문학사 / 윤영춘
- 130 펄벅 단편 10선 / 펄벅
- 131 한국 화폐 소사 / 최호진
- 132 시행수 최후의 날 / 위고
- 133 사르트르 평전 / 프랑시스 장송
- 134 독일인의 사랑 / 막스 뮐러
- 135 사서삼경 입문 / 이민수
- 136 로미오와 줄리엣 / 셰익스피어
- 137 햄릿 / 셰익스피어
- 138 오델로 / 셰익스피어
- 139 리어왕 / 셰익스피어
- 140 맥베스 / 셰익스피어
- 141 한국 고시조 500선 / 강한영 편
- 142 오색의 베일 / 서머셋 모옴
- 143 인간 소송 / P.H. 시몽
- 144 불의 강 외 1편 / 모라악
- 145 논어 / 남만성 역주
- 146 한여름밤의 꿈 / 셰익스피어
- 147 베니스의 상인 / 셰익스피어
- 148 태풍 / 셰익스피어
- 149 말괄량이 길들이기 / 셰익스피어
- 150 뜻대로 하셔요 / 셰익스피어
- 151 한국의 기후와 식생 / 차종환
- 152 공원묘지 / 이블린

서문문고목록 3

153 중국 회화 소사 / 허영환
154 데미안 / 헤세
155 신역 서경 / 이민수 역주
156 임어당 에세이션 / 임어당
157 신정치행태론 / D.E.버틀러
158 영국사 (상) / 모로아
159 영국사 (중) / 모로아
160 영국사 (하) / 모로아
161 한국의 괴기담 / 박용구
162 욘손 단편 선집 / 욘손
163 권력론 / 러셀
164 군도 / 실러
165 신역 주역 / 이기석
166 한국 한문소설선 / 이민수 역주
167 동의수세보원 / 이제마
168 좁은 문 / A. 지드
169 미국의 도전 (상) / 시라이버
170 미국의 도전 (하) / 시라이버
171 한국의 지혜 / 김덕형
172 감정의 혼란 / 쯔바이크
173 동학 백년사 / B. 웜스
174 성 도밍고성의 약혼 / 클라이스트
175 신역 시경 (상) / 신석초
176 신역 시경 (하) / 신석초
177 베를렌느 시집 / 베를렌느
178 미시시피씨의 결혼 / 뒤렌마트
179 인간이란 무엇인가 / 프랭클
180 구운몽 / 김만중
181 한국 고사조사 / 박을수
182 어른을 위한 동화집 / 김요섭
183 한국 위기(圍棋)사 / 김용국
184 숲속의 오솔길 / A.시티프터
185 미학사 / 에밀 우티쯔
186 한중록 / 혜경궁 홍씨
187 이백 시선집 / 신석초
188 민중들 반란을 연습하다
　 / 귄터 그라스
189 축혼가 (상) / 샤르돈느
190 축혼가 (하) / 샤르돈느
191 한국독립운동지혈사(상)
　 / 박은식
192 한국독립운동지혈사(하)
　 / 박은식
193 항일 민족시집/안중근외 50인
194 대한민국 임시정부사 / 이강훈
195 항일운동가의 일기/장지연 외
196 독립운동가 30인전 / 이민수
197 무장 독립 운동사 / 이강훈
198 일제하의 명논설집/안창호 외
199 항일선언·창의문집 / 김구 외
200 한말 우국 명사소문집/최창규
201 한국 개항사 / 김용욱
202 전원 교향악 외 / A. 지드
203 직업으로서의 학문 외
　 / M. 베버
204 나도향 단편선 / 나빈
205 윤봉길 전 / 이민수
206 다니엘라 (외) / L. 린저
207 이성과 실존 / 야스퍼스
208 노인과 바다 / E. 헤밍웨이
209 골짜기의 백합 (상) / 발자크
210 골짜기의 백합 (하) / 발자크
211 한국 민속악 / 이선우
212 젊은 베르테르의 슬픔 / 괴테
213 한문 해석 입문 / 김종권
214 상록수 / 심훈
215 채근담 강의 / 홍응명
216 하디 단편선집 / T. 하디
217 이상 시전집 / 김해경
218 고요한물방아간이야기
　 / H. 주더만
219 제주도 신화 / 현용준
220 제주도 전설 / 현용준
221 한국 현대사의 이해 / 이현희
222 부와 빈 / E. 헤밍웨이
223 막스 베버 / 황산덕
224 적도 / 현진건
225 민족주의와 국제체제 / 힌슬리
226 이상 단편집 / 김해경
227 삼략신강 / 강무학 역주

서문문고목록 4

- 228 굿바이 미스터 칩스 (외) / 힐튼
- 229 도연명 시전집 (상) / 우현민 역주
- 230 도연명 시전집 (하) / 우현민 역주
- 231 한국 현대 문학사 (상) / 전규태
- 232 한국 현대 문학사 (하) / 전규태
- 233 말테의 수기 / R.H. 릴케
- 234 박경리 단편선 / 박경리
- 235 대학과 학문 / 최호진
- 236 김유정 단편선 / 김유정
- 237 고려 인물 열전 / 이민수 역주
- 238 에밀리 디킨슨 시선 / 디킨슨
- 239 역사와 문명 / 스트로스
- 240 인형의 집 / 입센
- 241 한국 골동 입문 / 유병서
- 242 토마스 울프 단편선 / 토마스 울프
- 243 철학자들과의 대화 / 김준섭
- 244 파리시절의 릴케 / 버틀러
- 245 변증법이란 무엇인가 / 하이스
- 246 한용운 시전집 / 한용운
- 247 중론송 / 나아가르쥬나
- 248 알퐁스도데 단편선 / 알퐁스 도데
- 249 엘리트와 사회 / 보트모어
- 250 O. 헨리 단편선 / O. 헨리
- 251 한국 고전문학사 / 전규태
- 252 정을병 단편집 / 정을병
- 253 악의 꽃들 / 보들레르
- 254 포우 걸작 단편선 / 포우
- 255 양명학이란 무엇인가 / 이민수
- 256 이육사 시문집 / 이원록
- 257 고시 십구수 연구 / 이계주
- 258 안도라 / 막스프리시
- 259 병자남한일기 / 나만갑
- 260 행복을 찾아서 / 파울 하이제
- 261 한국의 효사상 / 김익수
- 262 갈매기 조나단 / 리처드 바크
- 263 세계의 사진사 / 버민트 뉴홀
- 264 환영(幻影) / 리처드 바크
- 265 농업 문화의 기원 / C. 사우어
- 266 젊은 처녀들 / 몽테를랑
- 267 국가론 / 스피노자
- 268 임진록 / 김기동 편
- 269 근사록 (상) / 주희
- 270 근사록 (하) / 주희
- 271 (속)한국근대문학사상 / 김윤식
- 272 로렌스 단편선 / 로렌스
- 273 노천명 수필집 / 노천명
- 274 콜롱바 / 메리메
- 275 한국의 연정담 / 박용구 편저
- 276 심현학 / 황산덕
- 277 한국 명창 열전 / 박경수
- 278 메리메 단편집 / 메리메
- 279 예언자 / 칼릴 지브란
- 280 충무공 일화 / 성동호
- 281 한국 사회풍속야사 / 임종국
- 282 행복한 죽음 / A. 까뮈
- 283 소학 신강 (내편) / 김종권
- 284 소학 신강 (외편) / 김종권
- 285 홍루몽 (1) / 우현민 역
- 286 홍루몽 (2) / 우현민 역
- 287 홍루몽 (3) / 우현민 역
- 288 홍루몽 (4) / 우현민 역
- 289 홍루몽 (5) / 우현민 역
- 290 홍루몽 (6) / 우현민 역
- 291 현대 한국시의 이해 / 김혜성
- 292 이효석 단편집 / 이효석
- 293 현진건 단편집 / 현진건
- 294 채만식 단편집 / 채만식
- 295 삼국사기 (1) / 김종권 역
- 296 삼국사기 (2) / 김종권 역
- 297 삼국사기 (3) / 김종권 역
- 298 삼국사기 (4) / 김종권 역
- 299 삼국사기 (5) / 김종권 역
- 300 삼국사기 (6) / 김종권 역
- 301 민화란 무엇인가 / 임두빈 저
- 302 무정 / 이광수
- 303 야스퍼스의 철학 사상 / C.F. 월레프
- 304 마리아 스튜아르트 / 쉴러
- 311 한국풍속화집 / 이서지
- 312 미하엘 콜하스 / 클라이스트